Dr. Christa Keding

*Der Muskeltest – Was er wirklich kann*

Dr. Christa Keding

# Der Muskeltest – Was er wirklich kann

## Erkenntnisse aus der Praxis: Chancen – Grenzen – Erfahrungen

VAK

VAK Verlags GmbH
Kirchzarten bei Freiburg

Bibliografische Information der Deutschen Nationalbibliothek
Die Deutsche Nationalbibliothek verzeichnet diese Publikation in der Deutschen Nationalbibliografie; detaillierte bibliografische Daten sind im Internet über http://dnb.d-nb.de abrufbar.

VAK Verlags GmbH
Eschbachstr. 5
79199 Kirchzarten
Deutschland
www.vakverlag.de


Illustration: Brigitte Braun-Dähler, Bad Schwalbach
Lektorat: Norbert Gehlen
Cover: Kathrin Steigerwald, Hamburg
Layout: Karl-Heinz Mundinger, VAK
Gesamtherstellung: Friedrich Pustet KG, Regensburg
Printed in Germany
ISBN 978-3-86731-133-5 (Paperback)
ISBN 978-3-95484-080-9 (ePub)
ISBN 978-3-95484-081-6 (Kindle)
ISBN 978-3-95484-082-3 (PDF)

# *Inhalt*

Hinweis zum Sprachgebrauch

Liebe Leserinnen und Leser, geneigte TherapeutInnen und KinesiologInnen, man / frau tut sich schwer damit, in dieser Weise „frauenfreundlich“ und gleichzeitig flüssig zu *schreiben* – und das *Lesen* wird so auch nicht einfacher. Ich empfinde das als gestelzt und unrund, mir fehlt die Eleganz (wie ich sie bei anderen Autorinnen gefunden habe), mit -en und -innen zu jonglieren. Ich bitte deshalb um Nachsicht, wenn ich oft den gewohnten, antiquierten Standard *männlicher* Wortgebilde beibehalte. Sie stehen weniger für die Personen als für die angesprochene Funktion (zum Beispiel Tester oder Therapeut oder Patient) und insofern erschiene es mir sehr gekünstelt, immer zwischen weiblichen und männlichen Ausübenden (oder „Ausübendinnen“?) zu unterscheiden.

# Teil I

# Erfahrungen

## Vor dem Anfang

Im Zentrum dieses Buches steht der Muskeltest, ein Instrument, das primär in der Kinesiologie zuhause und durch sie in unterschiedlichster Weise bekannt geworden ist. Der Muskeltest steht im Mittelpunkt, aber hier *nicht deswegen*, weil ich in seine *Anwendung* einführen möchte – das habe ich in meinem *Praxisbuch analytische Kinesiologie* gründlich getan. (Vgl. Literaturverzeichnis)

Hier geht es um vertiefte, teilweise kritische Auseinandersetzungen mit diesem potenten und zugleich sehr speziellen Zugang zu un(ter)bewussten Informationen von Körper und Seele. Als Leser werden Sie von diesem Buch bestmöglich profitieren, wenn Ihnen dieser Test nicht gänzlich fremd ist, wenn Sie also damit selbst schon Erfahrungen gemacht haben, sei es als Therapeut, als Patient, als Kursteilnehmer oder aus sonstigem Interesse.

Auf die konkrete Anwendung des Tests werde ich nur kurz eingehen, setze also gewisse Grundkenntnisse voraus. Falls Sie sich auch *ohne* kinesiologische Vorkenntnisse von diesem Buch angezogen fühlen, werden Ihnen ein paar Anmerkungen begegnen, die Sie vielleicht nicht gleich einordnen oder nachvollziehen können. Sie sind jedoch für die *wesentlichen* Aussagen dieses Buches nicht entscheidend, sodass Sie über solche kurzen Passagen ohne Verlust hinweglesen können. Die erwähnten Anmerkungen gehören in dieses Buch, weil ich damit Leser ansprechen möchte, die sich in meinen Erfahrungen wiedererkennen und am Ende hoffentlich auch sehr konkrete und praktische Fragen an den Muskeltest auf diesem Weg beantwortet finden.

Bevor es zur Sache geht, lassen Sie mich etwas persönlicher werden. Ich glaube, dass manche Leser mehr Zugang zu meinen Fragen und Überlegungen finden und von meinen Gedanken und Hypothesen mehr profitieren, wenn ich nicht nur eine theoretische Abhandlung schreibe, sondern meinen persönlichen Weg dorthin skizziere. Und so beginnen wir nicht inmitten der Kinesiologie, sondern – sehr persönlich – auf meinem Balkon:

## *Zehn Seelen in meiner Brust …*

Da sitze ich nun wieder (zum wievielten Mal?) an meinem Laptop, heute bei traumhaftem Sommerwetter, auf meinem Balkon in Hamburg. Mitten im Getümmel der Großstadt reicht mir „meine“ Eiche einen Ast über das Balkongitter und filtert das Sonnenlicht eines warmen Augusttages. Lauer Wind streichelt die Haut und trägt das Kreischen und Lachen der Kinder vom Spielplatz herüber.

Und warum sitze ich ausgerechnet an solch einem Tag beim Schreiben? Vielleicht ist es ein Versuch, mich von der wunderbaren Atmosphäre eines seltenen Sommertages tragen und inspirieren zu lassen. Mehrere Wochen liegen hinter mir, in denen ich keine einzige Zeile formulieren konnte. Anfangs ärgerte ich mich nur über diese Schreibblockade – wollte ich doch mein Buch den vielen Interessenten allzu gern bei einer Tagung zum Jahresende präsentieren. Überhaupt fand ich es an der Zeit, mit diesem Thema endlich zum Abschluss zu kommen. Und ahnte (zum Glück) nicht, dass ich einen Sommer später immer noch an demselben Buch arbeiten würde …

Es begann damit, dass ich mithilfe einer schriftlichen Ausarbeitung einige Irritationen rund um den Muskeltest klären wollte, um in meinen Ausbildungskursen zur analytischen Kinesiologie bei einigen schwierigen Fragen Rede und Antwort stehen zu können. (Mein *Praxisbuch analytische Kinesiologie* ist 2013 ebenfalls bei VAK erschienen.)

Dazu gehörten vor allem erhebliche Irritationen durch die unterschiedlichen Erfahrungen, die verschiedene Anwender mit dem Muskeltest gemacht hatten: Wie konnte es sein, dass mit diesem Instrument einerseits vergessene OP-Tupfer in einer Wunde aufgespürt werden konnten oder dass der Test vor einem unmittelbar bevorstehenden Blinddarmdurchbruch warnte und so vielen Menschen entgegen der medizinischen Erwartbarkeit zur Gesundheit verhalf, dass derselbe Test aber andererseits in anderen Händen eine definitiv nicht vorhandene Schwangerschaft „bewies“ und „begleitete“?

Mit solchen und vielen ähnlichen Fragen musste und wollte ich mich dringend auseinandersetzen, um meine Seminare glaubwürdig fortsetzen zu können. Und da mir gute Einfälle oft beim Schreiben kommen, begann ich dieses Medium zu nutzen, um in meiner Tätigkeit als Kursleiterin voranzukommen.

Je länger ich mich jedoch mit diesen Themen beschäftigte, umso klarer wurde mir, dass die erarbeiteten Informationen nicht nur in meine Kurse gehörten, sondern auch meine früheren Bücher *Gesund durch analytische Kinesiologie* und *Gesund durch psychologische Kinesiologie* vertieften und ergänzten. Ebenso wurde immer deutlicher, dass diese Fragen nicht mal eben nebenbei abzuhandeln waren, sondern Raum und Zeit brauchten, ihnen auf den Grund zu gehen. So zeichnete sich allmählich ab, dass es nicht bei ein paar kurzen Aufzeichnungen bleiben würde, sondern dass es ein größeres, rundes Werk werden müsste, ein ganzes Buch.

Und so begann ich zu schreiben, nicht ahnend, auf was ich mich da eingelassen hatte. Was zunächst nur nach Ausleuchten einiger Schwierigkeiten und Skizzieren einiger Ideen aussah, entwickelte sich zu einem Großprojekt. Erst kurz vor Abschluss des Buches wurde mir das Ausmaß klar: zum einen, dass ich in diesem Buch die Ergebnisse und Beobachtungen jahrelanger intensiver Untersuchungen und Auseinandersetzungen auswerte, und zum anderen, dass einige Schlussfolgerungen, wenn man ihre Tragweite zulässt, erhebliche Konsequenzen für Anwender der Kinesiologie wie auch für die therapeutische Arbeit allgemein haben können.

Doch immer wieder wurde mein Schreibfluss unterbrochen. Nicht nur durch die alltäglichen Aufgaben in Praxis und Seminaren, sondern vor allem, weil ich sozusagen einen „Knoten“ in den Gehirnwindungen hatte und keine Zeile zustande brachte. Zum Glück habe ich durch meine Patienten und Kursteilnehmer gelernt, dass es meist einen *Sinn* hat, wenn eine Blockade sich vor uns aufbaut, und nur in den seltensten Fällen besteht der Sinn, die Aufgabe darin, dieses Hemmnis zu beseitigen und sich in derselben Spur fortzubewegen.

So habe ich in den fast vier Jahren, in denen ich an diesem Buch gearbeitet habe, selbst wichtige Entwicklungs- und Erkenntnisschritte durchgemacht und phasenweise wahre Geburtsprozesse durchlebt, und erst in ihnen wurde mir bewusst, dass ich tatsächlich seit Beginn meines Schreibens mit einer *grundsätzlichen* inneren Auseinandersetzung zu Fragen von Kinesiologie, Muskeltest und Bewusstsein „schwanger“ gewesen bin.

Viele Inhalte dieses Buches haben mich lange beschäftigt, sind Schritt um Schritt gereift, haben sich nach und nach erst während der Formulierung erschlossen. Aber keiner hat mich so anhaltend in Spannung versetzt wie die Frage: Wie gehe ich mit kritischen Kommentaren um? Wie weit steht es mir zu, den Finger in die Wunde eines anderen zu legen, den Splitter in seinem Auge zu suchen? – – Konnte ich eine „neutrale“ Darstellung anbieten, nur mit Blick auf Dinge, wie sie wünschenswerterweise wären (in der Hoffnung, dass sich das Positive dann von allein durchsetzt), oder ist es vielleicht sogar *nötig*, gerade auch das aufzugreifen und zu identifizieren, was „schiefläuft“ und Sand ins Getriebe streut?

Dieses Buch ist genau aus der Tatsache geboren, *dass* es viele Menschen gibt, die sehr fragwürdige (und teilweise unverantwortliche) Erfahrungen mit der Anwendung von Muskeltest und Kinesiologie gemacht haben. Genau diese Erfahrungen waren mir der Stein des Anstoßes, von dem ich kaum zu hoffen wagte, dass er möglicherweise eines Tages zum Stein der Weisen werden könnte …

Und so bremste mich im Laufe dieser vier Jahre immer wieder der Kampf meiner inneren Seelenanteile: die „Aufmüpfige“ gegen das „brave Kind“, die Kritikerin gegen die Beschwichtigende, die Besserwisserin gegen die Diplomatische, die Anklägerin (mit dem

Aufruf, keinesfalls zu „werten") gegen die Anwältin des Muskeltests (mit dem Plädoyer, Klartext zu reden).

Gesiegt hat die Anwältin des Muskeltests. In ihrem Plädoyer zitierte sie die vielen Therapeuten und Kinesiologen, denen wie mir eine seriöse Arbeit am Herzen liegt, die dem großartigen Instrument Muskeltest ein besseres Image und Glaubwürdigkeit wünschen und die zugleich mit Bedauern viel zu häufig Unsicherheiten, unschöne Auswüchse und im Extremfall sogar Missbrauch in der Anwendung dieses Testverfahrens beobachten.

Vermutlich stellen sich viele von ihnen dieselben oder ähnliche Fragen wie ich – und wahrscheinlich haben sie oft ähnliche Antworten gefunden. Ich denke, dass diejenigen, denen meine Sichtweise neu und fremd ist, bislang vielleicht nur noch nicht genauer über das Thema nachgedacht haben und dass viele Leser eher „Ach ja!" und „Ja, genau!" sagen werden, als dass sie sich an meinen kritischen (manchmal provokanten) Hinweisen stoßen. Ich möchte solche Beispiele als „Aufhänger" verstanden wissen, die nötig sind, um etwas Wesentlicheres klar zu machen und die zugrunde liegenden Prinzipien zu verfolgen. Falls ich dabei der einen oder anderen kinesiologischen Arbeitsweise in meiner Darstellung nicht gerecht werde oder sogar etwas missverstanden habe, bitte ich um Nachsicht, weil ich nicht in jeder aktuellen Entwicklung auf dem neuesten Stand sein kann. Da ich gern dazulerne, freue ich mich gegebenenfalls über entsprechende Rückmeldungen und „Updates".

Und so sitze ich wieder einmal an einem lauschigen Sommerabend auf meinem Balkon – das Eichhörnchen huschte gerade hinterm Laptop vorbei – und freue mich, dass ich den Dreh zum Schreiben wiedergefunden habe. Und ich hoffe, dass ich im Sommer 2008 *ohne* Laptop auf dem Balkon sitzen werde …

# Warum dieses Buch und für wen?

## *Der rote Faden:*

*Wie die wunderbare Methode der Kinesiologie für mich immer wunderlicher wurde und wie scheinbar banale Fragen meine alten Vorstellungen zum Einsturz brachten, aus den Trümmern aber schließlich ein neues Denkmodell entstand*

*

Ende der 1980er-Jahre muss eine Glücksfee mein Leben gestreift haben. Ich war Hausärztin mit einer großen Landpraxis. Ich war glücklich – und zugleich frustriert. Einerseits liebte ich meine Aufgabe und ich liebte auch die Patienten. Das war aber andererseits Anlass zu Kummer und Frustration, denn je mehr mir die Menschen ans Herz wuchsen, die mir ihr Vertrauen schenkten, umso mehr erkannte ich, wie unzulänglich all meine schulmedizinischen Bemühungen waren. „Erfolg" war, wenn ein Abszess nach der Eröffnung ausheilte, wenn akute Beschwerden (oftmals von allein?) wieder verschwanden, wenn ich chronisch Kranke mit einem Medikament so „einstellen" konnte, dass sie weniger litten oder bessere Laborwerte zeigten. Aber dass chronisch Kranke auch wieder *gesund* wurden, das kam nicht vor. Auch dass ungeklärte Beschwerden und Symptome die Patienten weiter quälten, ohne dass wir eine Diagnose oder Ursache fanden, machte sie wie mich unglücklich.

Als langjährige Begleiterin meiner Patienten sperrte ich mich gegen den klassischen Satz „Damit müssen Sie leben". Mein oft wiederholtes Stoßgebet lautete: „Lieber Gott, du hast den menschlichen Körper mit seinen Selbstheilungskräften so wunderbar angelegt – er ist doch sicherlich in der Lage, die eine oder andere chronische Störung zu beheben, ohne dass wir nur ihre Symptome bekämpfen. Wenn ich dazu beitragen kann, lass es mich bitte herausfinden!"

Ich *fand* auch einiges – Pflanzenheilkunde, Homöopathie, Neuraltherapie und manches mehr –, blieb aber weiterhin unzufrieden. So hilfreich und nebenwirkungsarm manches davon war, es entsprach nicht wirklich dem, wonach ich suchte.

Dann kam die besagte Fee: Sie nahm meinen Mann mit auf ein Chirotherapie-Seminar. Als er von dort zurückkehrte, ahnte ich noch nicht, dass sich von diesem Zeitpunkt an unsere Welt auf den Kopf stellen und zugleich mein Herzenswunsch in Erfüllung gehen würde: Er brachte den Muskeltest mit. Ein scheinbar ganz einfaches Instrument, bei dem sich un(ter)bewusste Instanzen über eine veränderte Muskelkontrolle sichtbar und fühlbar und damit bewusst, verständlich „mitteilen“: Man versucht, den ausgestreckten Arm eines anderen hinunterzudrücken – wenn er „hält“, ist alles in Ordnung, wenn nicht, bedeutet das „Alarm“ oder „Holzweg“.

Indem der Muskeltest es ermöglichte, bei jedem Patienten Ursprünge seiner Krankheitsentstehung nachzuweisen und dort therapeutisch hoch individualisiert anzusetzen, revolutionierte er geradezu meine Praxis. Er öffnete einen völlig neuen Blick auf Gesundheit und Krankheit und bewirkte vor allen Dingen Heilung in so vielen Fällen, wie es mir mit schulmedizinischen Mitteln nie gelungen war.

Alles das, was dieses Testverfahren aus der Kinesiologie für mich und meine Praxis bedeutete, erfüllte mich so sehr, dass ich es nach einiger Erfahrung mit anderen teilen wollte. So entstanden zunächst Seminare und später meine ersten beiden Bücher.

Auch zu dem vorliegenden Buch ist der Anlass weiterhin die Begeisterung über und die Liebe zu einem grandiosen Helfer für Heilung und Gesundheit – der Anstoß dazu kam diesmal jedoch nicht aus der überfließenden Freude, sondern aus Irritation, Frustration und teilweise sogar aus Ärger. Denn irgendetwas stimmte nicht mit meiner heiß geliebten Methode.

Nicht etwa, dass meine Arbeit damit unbefriedigend wurde, ganz im Gegenteil. Sand kam von anderer Seite ins Getriebe. Hin und wieder „knirschte" es bei bestimmten Themen in meinen Seminaren, häufiger aber noch fühlte ich mich fast schon persönlich betroffen, wenn ich in der Öffentlichkeit und vor allem im Kollegenkreis erlebte, dass man kein gutes Haar an der Kinesiologie ließ. Das wiederum sensibilisierte mich, aufmerksamer einiges von dem zu registrieren, was andere an dieser Methode bemängelten, schon allein, weil ich sie verteidigen wollte. Was mich dann aber am ärgsten traf, war mein Erschrecken: Die Kritiker hatten gar nicht in allem Unrecht!

Das machte mir erheblich zu schaffen. Denn ich liebe diese Methode und ich sehe in ihr ein großes Potenzial, die ärztliche Praxis enorm zu erleichtern und zu bereichern. Und wo immer ich jemanden oder etwas liebe, liegt es mir am Herzen, dass Unstimmigkeiten ausgeräumt, Krisen gelöst und Potenziale gefördert werden.

## Meine „Wunderkiste"

Der Muskeltest ist in meinen Augen ein *wunderbares* Werkzeug, mit dem sich einfach und systematisch Krankheitsursachen und optimale Therapiewege aufzeigen lassen für tiefgründige Heilprozesse. Aber es wird auch viel *Wunderliches* mit dem Test angestellt, sodass manche ihr *blaues Wunder* erleben (in der Resonanz der Öffentlichkeit). Es *verwundert* nicht, dass der Kinesiologie viel Skepsis begegnet, angesichts so mancher *wundersamer* Auftritte.

Sie werden unschwer heraushören, dass ich mit der Kinesiologie auch unschöne Erfahrungen gemacht habe. Ich habe solche am eigenen Leibe erlebt und hörte sie in ähnlicher Weise vielfach von Freunden, Kursteilnehmern, Patienten und Lesern meiner Bücher. Die eine oder andere „schlechte Erfahrung" ist natürlich nichts Besonderes, das kommt bei jeder Therapieform vor. Wenn diese schlechten Erfahrungen jedoch auf Ergebnissen basieren, die per Muskeltest aus der untersuchten Person selbst „herausgelesen" werden und damit doch letztlich deren „Wahrheit“ sein sollen, dann wundert mich das.

Andererseits: *Konnte* überhaupt alles wahr sein, was da an Testergebnissen herauskam? Wenn das stimmte, dann hatten manche Patienten zwei konträre Wahrheiten, denn es passierte nicht allzu selten, dass zwei Untersucher per Muskeltest exakt Gegenteiliges herausfanden. Oder es wurden mit dem Test Behauptungen aufgestellt, die sich schlichtweg als falsch herausstellten, beispielsweise, indem zeitlich definierte Heilungsversprechen „ausgetestet“ wurden, die der Körper des Patienten dann aber nicht einlöste.

Und nicht nur am Patienten direkt kommen manchmal widersprüchliche, unlogische oder gar gefährliche Aussagen zustande; auch Ausbilder ein und derselben kinesiologischen Richtung lehren hin und wieder diametral Gegensätzliches. Das Wunderlichste an diesem Phänomen ist, dass innerhalb seines eigenen Systems der jeweilige Anwender „beweisen“ kann, dass es nur nach seiner Fasson funktioniert, und er widerlegt seinen Kollegen, der vom Gegenteil ausgeht und dieses ebenfalls „beweisen“ kann!

Anfangs vermutete ich darin Missverständnisse oder einen Mangel an genauerer Information, doch bestätigten sich bei sorgsamer Recherche diese Differenzen immer mehr. Solche Beobachtungen machten mich stutzig. Und sie waren letztlich der Anstoß zu diesem Buch: Es nahm seinen Ausgangspunkt in etlichen Irritationen, die mich vorübergehend sozusagen ausbremsten. Wonach sollte ich mich richten, wenn es konträre Wahrheiten zu geben schien?

## Widerspruch und Wahrheit

Zunächst ging ich davon aus, dass zu einem Thema entweder nur die eine oder nur die andere Behauptung wahr sein konnte. Um zwischen „richtig“ und „falsch“ unterscheiden zu können, setzte ich mich mit vielen Einzelfällen ausgiebig schriftlich auseinander. Der

Berg meiner Notizen mit Anmerkungen, Beobachtungen, Thesen, Belegen und Fragen wurde größer und größer, eine Klärung war nicht in Sicht. Im Gegenteil, es kamen immer mehr Puzzleteile hinzu. Bei manchem ging es längst nicht mehr um die Kinesiologie als Methode, und doch gehörte alles zu einem Gesamtbild, das ich aber nicht erkennen konnte.

Völlig irritiert war ich beispielsweise über Therapeuten, die per Muskeltest bei fast allen Patienten *dieselben* Störungen fanden, während dieselben Patienten anderen Therapeuten *andere* Testantworten lieferten.

Ebenso wenig konnte ich begreifen, dass man den Muskeltest auf Gesundheitsmessen und in Arztpraxen zuweilen als „Verkaufsargument" missbrauchte. Wie gesagt, je länger ich mich mit der Materie beschäftigte, desto mehr sammelte sich in meinem Körbchen.

Nachdem ich alles gesichtet und sortiert hatte, blieb die Fülle zwar bestehen, aber ich hatte zumindest einen gemeinsamen Nenner, um den es mir persönlich ging: Was sich vor mir ausbreitete, waren lauter Bruchstücke, die nicht zusammenpassen wollten und damit die Kinesiologie irgendwie *unglaubwürdig* wirken ließen. Da schloss sich zumindest der Kreis zu meiner *persönlichen* Betroffenheit. Denn mir liegt ja am Herzen, dass die Kinesiologie – für mich noch konkreter: der Muskeltest – in „seriöse" Therapiemethoden Eingang findet. Das wird erst geschehen, wenn er durch Glaubwürdigkeit überzeugt.

Wenn ich mein gesammeltes Material unter dem Motto „Glaubwürdigkeit" sichtete, kamen noch weitere Aspekte hinzu, die ich berücksichtigen musste. So wartet die Kinesiologie in ihrer Methodik ohnehin mit einigen Merkwürdigkeiten auf, die sich jenseits unseres gängigen Wissenschaftsverständnisses bewegen, beispielsweise, dass man Substanzen allein durch Berührung auf ihre Verträglichkeit testen oder per Muskeltest mit seinem Gegenüber sozusagen „telepathisch" kommunizieren kann. Auch das galt es einzubeziehen, wenn ich mich für den Muskeltest starkmachen wollte. Nicht zu vergessen einige unkluge Präsentationen dieses wertvollen Instruments in der Öffentlichkeit (auch wenn das eher Randerscheinungen sind).

> Mit diesem Buch möchte ich den Muskeltest aus der wissenschaftlichen „Grauzone" herausholen. Ich verstehe mich – wie bereits erwähnt – als seine Anwältin. Ich möchte ihm mit klaren Worten mehr Anerkennung verschaffen.

Aus dem, was zunächst nur gedacht war als Vorbereitung auf meine Seminare oder Vorträge, ergab sich zu meiner großen Freude im Laufe der Zeit ein stimmiges Denkmodell, in dem sich die Widersprüche auflösen, mit dem schwierige Phänomene des Testens zumindest hypothetisch erklärt werden können und mit dem darüber hinaus sogar deutlich wird, auf welche Weise Willkür und Manipulation in den Muskeltest einfließen können. Diese Einflüsse beim Muskeltesten transparent zu machen, das kommt der kinesiologischen Arbeit und den Patienten zugute – und auch der Methode und ihrem Ansehen. Auf dieses Modell und die daraus folgenden Konsequenzen läuft dieses Buch hinaus.

Wem könnte dieses Buch also nützlich werden? Logischerweise allen, die sich mit der Kinesiologie und ihrem Muskeltest beschäftigen, sei es als Therapeuten, als Ausbilder oder als Lernende der Methode, als Privatanwender, als potenzielle Patienten oder als Kritiker. Es könnte nützlich sein, wenn Sie Kinesiologie bzw. den Muskeltest kennen, praktizieren, kennenlernen wollen, skeptisch betrachten oder noch gar nicht kennen und nur neugierig sind – im nächsten Kapitel gebe ich einen kurzen Einblick in die Kinesiologie (nicht nur für Kinesiologie-Neulinge).

## *Was Sie erwartet*

Dieses Buches lädt Sie ein, den Muskeltest einmal aus einem ungewohnten Blickwinkel, nämlich aus der Perspektive des *Bewusstseins* zu betrachten. Ungewohnt mag vor allem sein, die Tragweite zu begreifen, die damit einhergeht, wenn das Bewusstsein nicht nur eine *Rolle* spielt, sondern letztlich *Regisseur* des gesamten Verfahrens ist.

Dementsprechend ist der *rote Faden dieses Buches* das Thema „Bewusstsein“, unter verschiedenen Aspekten und Qualitäten. Er entspringt aus einem Knoten von Unstimmigkeiten, die ich aufzudröseln versuche. Dann folgt er der Linie des Denkmodells, mit dem die Unstimmigkeiten und Widersprüche gelöst werden können, um sich danach in einzelne Teilfäden zu verzweigen, die verschiedene Konsequenzen und Erkenntnisse nach sich ziehen. Am Ende fügen sich diese Teilfäden wieder zusammen und führen zu Perspektiven, die sich aus diesen Erkenntnissen ergeben.

Konkret heißt das:

- Es beginnt mit der Einstellung zur Kinesiologie in der Öffentlichkeit und der Frage, welches *Bewusstsein ihr gegenüber* herrscht.
- Das Kernstück beschäftigt sich mit der *Rolle des Bewusstseins in der Anwendung* der Kinesiologie – als Schlüssel für das Verständnis von Ungereimtheiten, Widersprüchen und Ambivalenzen.
- Im letzten größeren Teil des Buches ziehen wir die Konsequenzen, die sich *für unser Bewusstsein* aus den Ergebnissen des kinesiologischen Testes ergeben.
- Zuletzt werfen wir einen Blick auf *Potenziale des Bewusstseins*, wie sie sich *über* die Kinesiologie *hinaus* abzeichnen.

Der Weg durch dieses Buch wird nicht immer geradlinig verlaufen, die Vielschichtigkeit des Themas verlangt gelegentlich einen Sprung hierhin oder dorthin und ich werde Sie auf den einen oder anderen kleinen Umweg mitnehmen. Aber wir wissen ja, Umwege führen bisweilen schneller ans Ziel, vor allem, wenn auf der „Autobahn“ des geradlinigen Denkens ein Stau entstanden ist.

Mein Anspruch ist die Glaubwürdigkeit, meine Ausrichtung ist die Anerkennung von Kinesiologie und Muskeltest auf einer seriösen Grundlage. Dennoch lege ich hier bewusst keine wissenschaftliche Abhandlung vor. Ebenso wenig beanspruche ich, „die“ Wahrheit gefunden zu haben, auch wenn ich hoffe, ihr mit meiner Auseinandersetzung ein Stück näher zu kommen. Meine Ideen und Hypothesen wollen Entwirrungs- und Orientierungshilfe bieten für diejenigen, die sich im kinesiologischen Dschungel zu verlaufen drohen, wollen anregen zum Beobachten, Prüfen, Mitdenken. Wenn sie durch überzeugende Argumente widerlegt werden, haben sie als Thesen ihren Zweck erfüllt. Wenn sie im Laufe der Wahrheitssuche erweitert und korrigiert werden, ebenfalls. Wenn sie sich einfach nur bestätigen, erst recht.

*

### *In Kürze für Eilige:*

*Widersprüche kinesiologischer Anwendungen und einige spezielle Phänomene des Muskeltestens stellen die Glaubwürdigkeit der Methode infrage. Meine Suche gilt den Prinzipien, mit denen solche Widersprüche sich integrieren oder auflösen lassen. Ich möchte mich dafür einsetzen, dass der Muskeltest in seinen Prinzipien besser verstanden wird, und ihm dadurch zu mehr allgemeiner Anerkennung verhelfen.*

# Kinesiologie – ein Einblick, nicht nur für Einsteiger

## *Der rote Faden:*

*Was Kinesiologie allgemein ist und was speziell die analytische Kinesiologie ausmacht. Wie und warum der Muskeltest funktioniert und inwiefern er in Medizin und Psychotherapie oft Unglaubliches bewirken kann*

*

Über Kinesiologie kann man in zwei Minuten das *Allerwichtigste* sagen – man kann sie in zwei Stunden im *Überblick* erklären – in zwei Tagen kann man recht gut die grundsätzlichen Prinzipien bis zur einfachen *Anwendung* vermitteln – zwei Wochen braucht man, um die *Grundlagen* der Methode zu erfassen oder in die wesentlichen Kinesiologierichtungen hineinzuschnuppern – und *Jahre* dürfte man brauchen, um sie kreativ oder gar virtuos einzusetzen. – Beginnen wir mit der knappsten Kurzformel für neugierige Neulinge:

> Ein zentrales Arbeitsinstrument in der Kinesiologie ist das Prüfen von Muskelreaktionen, der Muskeltest (im Folgenden oft nur „Test“ genannt). Damit kann man Auswirkungen unterschiedlichster Reize auf einen Menschen (oder ein anderes Wesen) nachweisen. Besonders wertvoll ist diese Fähigkeit, wenn damit auch *unterschwellige* Reize identifiziert werden, die das *Bewusstsein* nicht registriert. Dieser Muskeltest aus der Kinesiologie ist Gegenstand unserer Betrachtungen in diesem Buch.

So einfach sich das Wort Kinesiologie übersetzen lässt, so wenig kann man aus dem Namen allein herleiten, was diese Methode ausmacht. „Kinesiologie“ kommt aus dem Griechischen und setzt sich zusammen aus *kínesis* = Bewegung und *lógos* = Lehre, heißt also wörtlich „Bewegungslehre". Das lässt fälschlicherweise an Sport oder an eine Trainingsmethode oder eventuell noch an Rehabilitationsmaßnahmen oder Tanztherapie denken – alles das ist jedoch nicht gemeint.

Ich zitiere im Folgenden zunächst einen Text von Ingeborg Weber, Leiterin der *Internationalen Kinesiologie Akademie* (aus der Einführung in deren Ausbildungsprogramm 2013):

***„Kinesiologie …***

… ist die Lehre von der Bewegung und beschäftigt sich im engeren Sinne mit dem Zusammenspiel der Nerven, Muskeln und Knochen, ihrem Einfluss auf Körperhaltung und Bewegungsabläufe.

Darüber hinaus arbeitet die Kinesiologie mit der seelischen, geistigen und der übergeordneten spirituellen Ebene. Ihr Ziel ist es, Bewegung in festgefahrene Emotionen, Denkweisen, Glaubenssysteme und Verhaltensmuster zu bringen, um den Menschen seine Balance, seine Mitte und seinen Platz in der Welt finden zu lassen. …

Aus der chiropraktischen Entwicklung heraus arbeitet die Kinesiologie auf der körperlichen Ebene bei verspannten hypertonen Muskeln oder geschwächten hypotonen Muskeln mit verschiedenen Korrekturen, die von Dr. George Goodheart entwickelt wurden.

Frank Chapman entdeckte die neurolymphatischen Reflexpunkte und dass eine Massage dieser Punkte die Entgiftung der Lymphe anregt. Goodheart stellte dann die Verbindung der einzelnen Punkte zu den entsprechenden Muskeln her. Terence Bennet erforschte die neurovaskulären Kontaktpunkte. Bestimmte Punkte am Kopf rufen bei sanfter Berührung eine vermehrte Durchblutung des Gehirnareals hervor.

Auch hier konnte Goodheart die Verbindung zu entsprechenden Muskeln herstellen.

Anfang der 70er-Jahre gelang es Dr. Goodheart, aus dem Akupunktursystem der Chinesen über die Meridiane und ihre Verbindung zu Organen die Zuordnung zu bestimmten Muskeln zu finden. Durch Streichen der Meridianverläufe oder Halten von Anfangs- und Endpunkten eines Meridians wird ein abgeschalteter Muskel gestärkt.

Des Weiteren werden Haltungsschwächen, Fehlstellungen und Reflexe der Bewegungsabläufe getestet und durch Korrekturtechniken behoben. Diese Blockaden, die sich auf der geistig-seelischen Ebene auswirken, führen zu Lernschwierigkeiten und können zum Hindernis in der persönlichen Entwicklung werden.

Darüber hinaus kann jeder Muskel als Indikator eingesetzt werden, als eine Art Biofeedback-Instrument. Der Indikatormuskel reagiert als Antwort des Körpers auf einen Reiz oder Stress. So können zum Beispiel getestet werden: Nahrungsmittel, Medikamente, Schadstoffe, Testsätze mit Toxinen, Viren, Bakterien und Parasiten.

Die Kinesiologie beachtet das Symptom und stellt dann die Verbindung zur Ursache her, um aus dem ganzheitlichen Ansatz den Menschen zu heilen. Diese universalen Möglichkeiten des diagnostischen und therapeutischen Vorgehens haben zu einer raschen Ausbreitung der Kinesiologie in der ganzen Welt geführt.“

In Kürze und in meine eigenen Worte gefasst heißt das: Was die Begründer und Anwender unter Kinesiologie verstehen, beruht grundsätzlich auf einem Wechselspiel zwischen Unterbewusstsein und Muskelsteuerung. Einbezogen werden unterschiedliche reflektorische Behandlungen oder auch Bewegungsabläufe, um Störungen auf körperlicher, emotionaler oder mentaler Ebene auszugleichen.

## *Analytische Kinesiologie*

Auf der Ebene der Methodik erweitert die von mir entwickelte *analytische Kinesiologie* das Spektrum der Kinesiologie um eine Variante, die geeignet ist, die Praxis auch solcher Ärzte und Therapeuten, die nicht auf Kinesiologie als Arbeitsgrundlage festgelegt sind, um ein sehr hilfreiches Instrument zu bereichern. Zwar weist sie Ähnlichkeiten mit anderen bereits bekannten Richtungen wie *Health Kinesiology*, Neuralkinesiologie oder auch Psychokinesiologie auf, unterscheidet sich aber in einem wesentlichen Punkt: durch Reduktion. Sie führt keine *neuen* Elemente in die Kinesiologie ein, sondern ist eher eine minimalisierte Version, ein Grundgerüst. Dadurch wird sie handlich und ist in unterschiedlichem Kontext leicht zu nutzen. Sie beschränkt sich auf einige wesentliche Prinzipien und reduziert die Methodik.

Was die analytische Kinesiologie ausmacht, darauf möchte ich im Folgenden etwas ausführlicher eingehen, weil ihre Unterschiede zu anderer kinesiologischer Methodik die Probleme bewusst machen, denen ich in diesem Buch nachgehe. Und so können Sie die nachfolgenden Abschnitte unter zwei verschiedenen Blickwinkeln lesen: einerseits als Information über den Ursprung meiner Fragen, andererseits als Einblick in meine Arbeitsweise, der Sie vielleicht neugierig macht auf „mehr“ (– was Sie dann beispielsweise in meinem *Praxisbuch analytische Kinesiologie* vertiefen können).

Um verständlich zu machen, wie es überhaupt dazu kam, dass ich innerhalb der Kinesiologie „eigenmächtig“ etwas veränderte, lade ich Sie zu einem kurzen Exkurs über meine persönlichen Hintergründe ein: In meiner Praxis als Allgemeinärztin galt mein Interesse im Wesentlichen der zentralen Frage, wodurch ein Mensch krank geworden war. Ich störte mich an dem gängigen medizinischen Ansatz, nur Symptome zu bekämpfen. Mich ließ die Idee nicht los, dass es bei (chronisch) Kranken erkennbare Einflüsse geben könnte, die die Krankheitsentstehung entscheidend begünstigt oder hauptverantwortlich verursacht hatten. Keine noch so gute Behandlung konnte dann heilsam wirken, solange diese schädigenden Einflüsse nicht erkannt und so gut wie möglich behoben wurden. Andererseits würden sich sehr wahrscheinlich viele Symptombehandlungen erübrigen, wenn die tatsächlichen Krankheitsursprünge gebannt wären.

Denn schon bei kurzfristigen, akuten Erkrankungen ist ja deutlich zu erkennen, dass der Körper äußerst unterschiedliche Einwirkungen mit einem begrenzten Spektrum von Symptomen beantwortet: Schmerzen, Durchfall, Atemnot, Hautausschläge und einige weitere – sehr lang ist die Liste körperlicher Grundbeschwerden nicht. Lang aber ist die Liste der Faktoren, die *hinter* jedem einzelnen Symptom stehen können: Kopfschmerzen können durch zu lange Arbeit am Computer, durch falsche Körperhaltung, durch einen „faulen" Zahn, durch einen Alkoholkater, durch einen Infekt, durch seelische Konflikte, durch Fehlsichtigkeit oder vielerlei mehr entstehen; und jede dieser Arten von Kopfschmerz bräuchte andere therapeutische Konsequenzen. Stützt man sich nur auf die Untersuchungstechniken der konventionellen Medizin, so ist es unter Umständen ein enormer Aufwand, die wirklichen „Krankmacher" zu identifizieren (– und dazu oft genug mit Unsicherheit behaftet). Kein Wunder also, dass ein Pharmaunternehmen seine Schmerztablette anpreist als ein Mittel „gegen 37 Arten von Kopfschmerzen" …

Aber man stelle sich vor, es gäbe ein Untersuchungsinstrument, das direkten Zugang zum Steuerungssystem des Menschen gewährt und das dessen Informationen zur Krankheitsentstehung unmittelbar, ohne großen technischen Aufwand „ablesbar" macht – wäre das nicht revolutionär? Diese Gedanken begleiteten mich in meiner Praxis als Hausärztin, als mir der *Muskeltest* begegnete. Da begann ich zu ahnen, dass er mich auf die gesuchte Spur führen könnte …

Im Rahmen meiner Kinesiologieausbildung, in der ich den Muskeltest richtig kennen und anwenden lernen wollte, wurde uns dann noch eine weitere Kostbarkeit vermittelt, deren Potenzial ich zwar zunächst noch nicht erkannte, die sich aber später als entscheidender Beitrag zur Ursachenerforschung individueller Krankheiten erwies: die sogenannten *Modalitäten*.

Vereinfacht gesagt handelt es sich dabei um eine Art „Schubladenmodell" für krank machende Einflüsse: In nur vier „Schubladen" (die Kinesiologen nennen sie „Modalitäten") lassen sich sämtliche möglichen Faktoren einsortieren, die krank machend auf den Menschen einwirken können. Zwar gibt es sicherlich Millionen von einzelnen potenziellen Krankmachern, aber sie lassen sich vier unterschiedlichen Grundqualitäten oder Kategorien zuordnen:

So können schädigende Einflüsse auf den Organismus …

- *strukturell-mechanisch* entstehen (etwa durch Verletzung) oder
- durch Störungen in *chemischen* Abläufen des Körpers (Ernährungsfehler, Vergiftungen, Folgen von Infekten und Ähnliches) oder
- durch sogenannte *energetische* Einflüsse (Strahlung, Elektrosmog oder körperinterne Störherde) oder
- durch *psychosoziale* Stressfaktoren.

Ob Viren, Toxine, Gewalteinwirkungen, Liebeskummer, Zahnherde – alles lässt sich einer dieser Kategorien unterordnen:

- Störungen in der Struktur / Mechanik des Körpers
- Störungen im Bereich Funktion / Biochemie / Stoffwechsel des Körpers
- Störungen aus der Energetik / Körperelektrik
- Störungen im Bereich der psychosomatischen Zusammenhänge / des Seelisch-Geistigen / des Psychisch-Emotionalen

Der Vorteil dieser Kategorisierung ist immens. Während jede Behandlung, die bei einer *falschen* Kategorie ansetzt, entweder zum Scheitern verurteilt ist oder zumindest viel Einsatz für wenig

Ergebnis erfordert, verspricht der Ansatz in der *passenden* Kategorie von vornherein Erfolg. Man könnte es so zuspitzen: Wem nützt eine dreijährige Psychotherapie, wenn ein Gang zum Zahnarzt der einzig heilsame Schritt wäre? Warum sollte man sich alle Zähne ziehen lassen, wenn man nur den Radiowecker vom Bett zu entfernen bräuchte? Wozu sollte man sein ganzes Haus von Radiästhesisten untersuchen lassen, wenn man eigentlich seine Ehekrise lösen müsste?

Wenn die Ursachenkategorie (oder Modalität) feststeht, können die daraus resultierenden Therapien durchaus variieren und werden dennoch den Kern treffen. Wenn beispielsweise Herzrhythmusstörungen *chemisch* bedingt sind, dann könnten diverse Formen einer entgiftenden Ausleitung zur Heilung beitragen, und wenn sie *emotional* bedingt sind, ist zwar psychische Bearbeitung der richtige Weg, aber welche psychotherapeutische Methode gewählt wird, ist durchaus offen.

Schon die Zuordnung der Symptome zu einer dieser vier Hauptkategorien ist für die medizinische Praxis eine kleine Revolution: Sie vereinfacht mithilfe einer wenig aufwendigen Untersuchung jede Therapieentscheidung, führt von Anfang an zu einem individuell optimalen Ansatz und damit auf einen heilungsfördernden Weg.

Diese Untersuchung, die ein Symptom oder eine definierte Krankheit ihren Ursprüngen zuordnet, ist auf ein Instrument angewiesen, das in der Lage ist, unmittelbar das Informationssystem des Körpers selbst zu nutzen, um Zusammenhänge herzustellen. Mir ist bislang kein Instrument begegnet, das für diesen Zweck so gut geeignet wäre wie der Muskeltest.

Die Erfolgsquote solcher Behandlungen aufgrund von nur vier generellen Ursachenkategorien hätte ich mir von meinen schulmedizinischen Kenntnissen her nicht vorstellen können. Nie hätte ich gedacht, dass Allergien, MS, Kopfschmerzen, Bandscheibenschäden, Hautausschläge, Krebserkrankungen, Anämie, Stoffwechselstörungen, Schlaflosigkeit, Gelenkprobleme, Infektanfälligkeit,

Autoimmunerkrankungen, Blasenentzündungen oder Augenkrankheiten und vielerlei diagnostisch ungeklärte Beschwerden erstaunlich oft durch verhältnismäßig einfache Therapien heilen oder sich so deutlich bessern könnten.

Wer sich nun animiert fühlen sollte, sich näher auf die analytische Kinesiologie einzulassen oder zumindest hineinzuschnuppern, findet umfassende Anleitung dazu im *Praxisbuch analytische Kinesiologie*. Hier soll es genügen festzuhalten: In meiner komplexen Kinesiologieausbildung haben sich vor allem diese beiden Komponenten als vielversprechend für die ärztliche Praxis erwiesen: die vier Modalitäten oder Ursachenkategorien und der Muskeltest als dazugehöriges Sondierungsinstrument.

Ähnlich erging es mir mit einem Teilbereich dieser Ursachenforschung, von dem ich mich schon immer besonders angezogen fühlte: Das ist die Psychosomatik oder generell der Bereich der seelisch-geistigen Einflüsse auf Heilung und Heil in unserem Leben. Auch hierzu habe ich in der Kinesiologie zwei wertvolle Bausteine gefunden: wiederum den Muskeltest und darüber hinaus das sogenannte *Stress Release*. Diesem Bereich habe ich mich im Laufe der Zeit mehr und mehr zugewandt.

Für die seelisch-geistige Begleitung der Patienten (und Ausbildungsteilnehmer) steht heute die kinesiologische *Stress-Release*-Technik als eine einfache Neurofeedback-Behandlung bei mir an erster Stelle. Mit ihr wird – nach entsprechender Vorarbeit durch die Art der Gespräche mit Patienten – allein durch Berühren der beiden Stirnbeinhöcker eine „neue Ordnung" im Kopf (zu dem bearbeiteten Thema) auf neuronaler Ebene unterstützt; diese neue Ordnung macht wiederum eine neue Ausgangsposition für das persönliche Handeln möglich. (Vgl. hierzu mein *Praxisbuch psychologische Kinesiologie*, ebenfalls bei VAK)

Der große Wert des Muskeltests in der seelischen Begleitung oder Psychotherapie beruht natürlich ebenfalls auf seiner Fähigkeit, Brücken zum Unterbewussten zu schlagen. So nutze ich in meiner Arbeit, wie es auch in anderen kinesiologischen Verfahren üblich ist, Testlisten mit emotionalen Triggerbegriffen (von der Kinesiologie „Stressoren“ genannt). Mithilfe dieser Listen suche ich per Muskeltest diejenigen Begriffe heraus, die das jeweilige Thema verdichten, auf den Punkt bringen. Der Test verstärkt die Resonanz zu Themen, die sich im Gespräch allein noch nicht klar herauskristallisieren, führt in konkretere und tiefere Zusammenhänge seelischen Verständnisses und ist damit ein äußerst potentes Werkzeug im Rahmen von Psychotherapie und ähnlicher seelischer Begleitung.

In diesem Kontext – in der individuellen medizinischen Ursachenerforschung von Krankheiten einerseits und in der psychischen Begleitung andererseits – spielt also der Muskeltest eine bedeutende Rolle. Diesen Muskeltest möchte ich Ihnen im Folgenden so vorstellen, wie ich ihn verstehe.

Wenn Sie selbst schon mit dem Muskeltest arbeiten und möglicherweise versierte Anwender sind, lade ich Sie dennoch ein, auch diesen Abschnitt zu lesen, um Vergleiche in späteren Kapiteln besser nachvollziehen zu können.

Wenn Sie noch nie mit dem Muskeltest zu tun hatten, bitte ich Sie, diesen Einblick keinesfalls als „Instant-Ausbildung“ zu betrachten, sondern bei Interesse nach einem soliden Fundament zu suchen. Aber den Test nach dieser komprimierten Kurzanleitung einmal auszuprobieren, das kann Ihnen niemand verwehren.

## *Grundlagen des Muskeltests*

Physiologisch basiert der Muskeltest auf der Tatsache, dass die Skelettmuskulatur am ganzen Körper ihre Reaktionsweise unter bestimmten Umständen verändert. Üblicherweise steuern wir diese Muskeln mit dem willkürlichen Nervensystem, das heißt, sie „gehorchen“ dem Willen, der Führung des Menschen.

Außerdem hat aber auch das autonome, unbewusste Nervensystem Zugang zur willkürlichen Muskulatur: Das reagiert automatisch und schneller als das willkürliche – und dies ist entscheidend in Gefahrensituationen, wenn man ohne Umwege fliehen oder kämpfen muss. Damit der Weg zu diesen schnellen, reflektorischen Reaktionen frei wird, muss die willkürliche Steuerung (wie das Rühren im Kochtopf) unterbrochen werden. Wir kennen das von einfacheren Reflexen (zum Beispiel: Wegziehen der Hand von der heißen Herdplatte) ebenso wie von angelernten, verinnerlichten Abläufen (Bremsen beim Autofahren).

Sobald die Wahrnehmungssysteme des Menschen Alarm geben, unterbricht also das willkürliche Nervensystem für einen Augenblick die Kontrolle über die Muskelfunktion, um die schnellere autonome Reaktion nicht zu behindern. Diese Entkopplung zwischen willkürlichem Nervensystem und Muskulatur dauert nur einen kleinen Moment, danach kann das Bewusstsein sich wieder in die Muskelsteuerung einschalten und sinnvoll mithelfen – oder einen entgegengesetzten „Befehl" geben: Obwohl Feuer zunächst einen Fluchtreflex auslöst, können wir bewusst in ein brennendes Haus zurücklaufen, um einen Menschen zu retten.

Die kurze neuromuskuläre Entkopplung (Kinesiologieanwender sagen: „Der Muskel schaltet ab.") zeigt also an, dass das Körpersystem Alarm gibt. Dies tut es aber nicht nur, wenn etwa ein Bär hinter uns auftaucht oder eine Maus durch die Küche läuft, sondern schon bei *unterschwellig* bedrohlichen Reizen, die wir mit dem Bewusstsein noch gar nicht als Gefahr erfassen, wie zum Beispiel bei ungesunden Nahrungsmitteln, unverträglichen Sonnencremes, elektromagnetischen Feldern oder emotionalen Belastungen.

Die Tragweite dieses Phänomens ist enorm. Es bedeutet nämlich, dass es in unserem Körper Frühwarnsysteme gibt, die über völlig andere – noch unerforschte – Sensoren verfügen als die bekannten Sinnesorgane! Diese „erkennen" potenzielle Gefährdungen bereits, wenn diese noch ein minimales Ausmaß haben, und würden – wenn man ihren Warnungen folgte – verhindern, dass sich aus der Summe kleiner Negativreize anhaltende Schäden im Gesamtsystem des Menschen manifestieren.

## Die Stressreaktion

In Bezug auf den Muskeltest heißt das:

> Wenn der getestete Muskel eine gewünschte willkürliche Bewegung kurzfristig nicht ausführen kann, lässt das auf eine offensichtliche oder unterschwellige Gefahr schließen. Daraus ergibt sich im Rückschluss, dass wir den Muskeltest benutzen können, um schädliche Einwirkungen auf den Organismus zu identifizieren. Solche schädlichen Reize nennt man in der Kinesiologie „Stressoren".

In *meiner* Arbeitsweise beginnt der Muskeltest damit, dass der sitzende Patient einen Arm in etwa waagerecht vor dem Körper ausstreckt. (Das „Halten" in dieser Position ist dabei der Auftrag des bewussten Nervensystems.) Der Therapeut sitzt seitlich von ihm, legt seine Hand auf den Unterarm des Getesteten und prüft mit *langsam ansteigendem Druck*, ob der Arm wirklich gehalten werden kann. Dies spürt er am „Einrasten" des aktivierten Muskels, das sich für Tester und Proband etwa so anfühlt wie das Einrasten des Sicherheitsgurts im Auto, wenn plötzlicher Zug auf ihn einwirkt.

Das Einrasten (kinesiologisch auch „Sperren" genannt) ist für den Testenden das Zeichen, dass der Wille des Menschen sich auf die Muskulatur überträgt, und für das Muskelsystem ist es die Kennung, auf welchen Prüfdruck vonseiten des Testenden es sich im weiteren Verlauf einzustellen hat. Dieses „Einrasten" sollte im Idealfall von Tester und Getestetem (zumindest aber vom Testenden) gespürt werden, sonst ist der Druck zu schwach oder – weitaus häufiger – zu kurz.

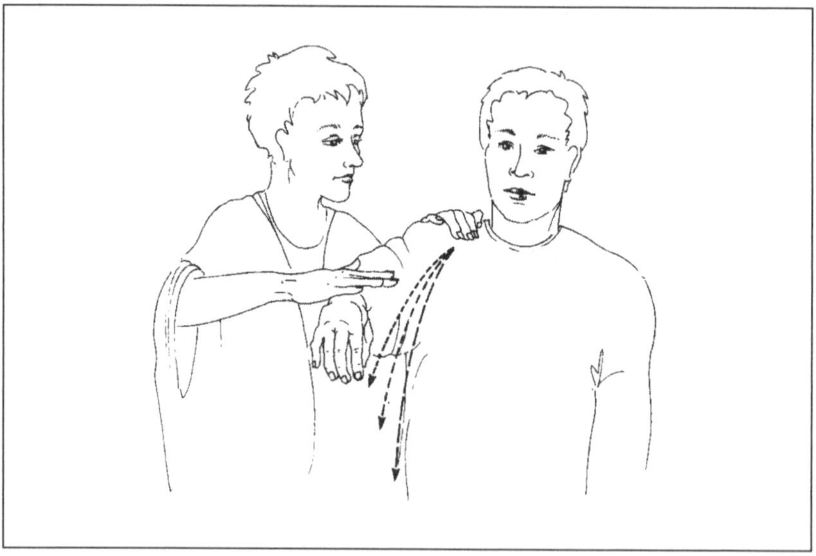

**Die Testhaltung**

Wichtig ist dabei, dass der Druck *langsam* (über 2 bis 3 Sekunden) und keinesfalls ruckartig aufgebaut wird. Ebenso wenig ist ein Kräftemessen angesagt, weil es nicht um Stärke oder Schwäche geht, sondern nur um das Prüfen der willkürlichen Muskel*kontrolle*. Bei technisch korrektem Druck kann der Proband den Arm auch in einer längeren Testserie leicht halten und spürt darüber hinaus selbst eindeutig seine Reaktionen. (Wer es richtig erlernen will, findet Ausführliches zur Technik, zum Selbsttraining, zu verschiedenen Testvarianten, Fehlermöglichkeiten usw. in meinem *Praxisbuch analytische Kinesiologie*.)

Dieser „Leertest" der Haltereaktion ist die Ausgangsgröße. Im Vergleich mit ihr möchten wir erkennen, wie der Organismus auf unterschiedliche Reize antwortet. Vor dem eigentlichen Test ist es üblich, durch einen eindeutig negativen Reiz zu prüfen, wie sich die neuromuskuläre Entkopplung (= das Nichteinrasten) bei der jeweiligen Testperson darstellt. Es gibt Menschen, deren Arm sich bei gleichmäßigem Druck von oben *allmählich und kontinuierlich* nach unten bewegen lässt, bei anderen „fällt“ der Arm nach der Entkopplung fast von allein nach unten.

Um unser Muskelsystem als Anzeigeinstrument benutzen zu können, müssen wir es „eichen“. Wir brauchen eine Ausgangssituation, in der der Muskel *neutral* reagiert (der Arm also mühelos *gehalten* werden kann), sowie eine Reaktionsweise, die Störung oder Stress signalisiert (bei der der Arm also die Muskelkontrolle *verliert*).

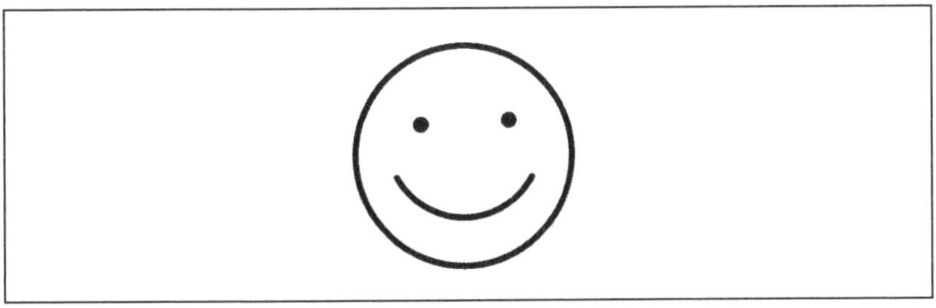

**Smilie**

Dazu benutze ich als Einstieg zwei Testbilder, den sogenannten *Smilie* mit dem Lächeln und den *Heulie* mit den heruntergezogenen Mundwinkeln. Bei Letzterem registriert der Körper Stress und lässt die Muskulatur entkoppeln, der Testende kann den Arm ohne besonderen Kraftaufwand nach unten drücken, obwohl die Testperson ihn zu halten versucht.

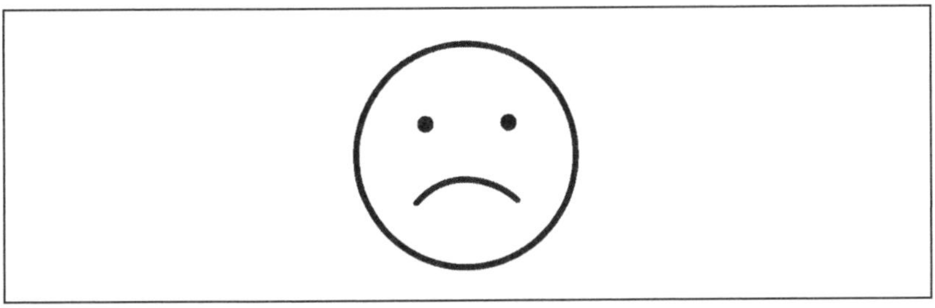

**Heulie**

Ist der Unterschied zwischen „eingerastetem" Arm und „entkoppeltem" Muskel (oder zwischen an- und abgeschaltetem Muskel) eindeutig, kann man mit dem eigentlichen Testen beginnen, indem man den Probanden verschiedenen Reizen aussetzt.

Uns sind üblicherweise Reize vertraut, die wir mit unseren Sinnesorganen aufnehmen, also schöne oder weniger erbauliche Bilder, angenehme oder schrille Töne … Um das zu differenzieren, brauchen wir keinen Muskeltest. Das Besondere an diesem Test ist, dass sogar diese bewusst wahrgenommenen Reize durch einen „Spezialfilter" unseres Unterbewusstseins laufen, wo sie nach sensibleren Kriterien beurteilt werden. So mag jemand klassische Musik öde finden (= oberflächliche Vorliebe) – das Unterbewusstsein könnte bei Musik von Mozart jedoch mit einem gehaltenen Arm Wohlbefinden signalisieren, während bei der bevorzugten Marschmusik oder dem „angesagten" Heavy-Metal-Rock der Arm eventuell nachgibt.

Wichtig ist noch zu erwähnen, dass das neuromuskuläre System den Muskel bei Konfrontation mit einem Negativreiz *nur für kurze Zeit* „abschalten" lässt. Bei *anhaltendem* Kontakt mit einem Reiz *adaptiert* das Körpersystem. (Die Adaptationszeit variiert je nach Reizintensität und beträgt in der Regel nur wenige Sekunden.) Daher lässt der anfangs „schwach" getestete Arm sich trotz weiterer Reizeinwirkung bald wieder leicht halten.

*Erst durch diese Adaptation wird der Muskeltest überhaupt möglich*, denn es dürfte keine einzige stabile Ausgangssituation beim Testen geben, die in jeder Hinsicht völlig frei ist von jeglichen negativen Einwirkungen. Gäbe es die Adaptation nicht, würden sämtliche potenziell negativen Reize der Umgebung, angefangen vom Stromkabel über die Tapetenfarbe bis zur Fliege an der Wand, anhaltend einen „starken" Arm verhindern – und damit gäbe es keinen Muskeltest.

> Da das Muskelsystem auch auf unterschwellige Reize reagiert, die über noch unbekannte Rezeptoren aufgenommen werden, gibt der Test Auskunft über Wahrnehmungen, die den uns vertrauten fünf Sinnen weitgehend verschlossen sind.

Das heißt, mit dem Test kommen wir an Informationen heran, die wir sonst nur über äußerst aufwendige und manchmal riskante Wege herausfinden würden. Gerade deshalb ist die große Domäne des Muskeltests vor allem das Austesten von Substanzen auf Verträglichkeit oder auch das Testen von Medikamenten – allein durch Körperkontakt. Ebenso lassen sich Strahlungsfelder nachweisen, sobald sie den Organismus störend beeinflussen.

Nun könnte es ja sein, dass wir möglicherweise vorhandene „Mobilfunkrezeptoren" im Körper einfach nur noch nicht entdeckt haben, ebenso wie „Messfühler" für Joghurtdrinks. Doch selbst wenn sich eines Tages nachweisen ließe, dass es ein subtiles Schadensabwehrsystem einschließlich der dazugehörigen Sensoren gibt, erklären sich daraus nicht alle Möglichkeiten des Muskeltestens. Allein schon die Möglichkeit, geeignete Heilmittel auszutesten, lässt sich nicht mehr mit Aspekten wie Alarm oder Stressor erklären. Diese Art Kommunikation mit der Körperintelligenz bedarf also eines erweiterten Verständnisses.

Die Funktionen des Muskeltests wären nicht vollständig dargestellt, würde ich an dieser Stelle nicht eine weitere wichtige Reaktionsweise ins Spiel bringen. Sie beruht auf der Tatsache, dass unser Körpersystem zwar offensichtlich recht „simpel" auf Konfrontation mit Stressreizen reagiert, sich aber keineswegs auf diesen simplen Mechanismus beschränkt. Das heißt, im intelligenten System Mensch kann der Organismus durch Zusammenspiel mit dem Bewusstsein noch viel mehr:

Wir können die grundsätzliche Funktion des Testes, das On-Off-Phänomen der Muskelreaktion als Stressanzeige, durch

*Ansprechen* der Körperintelligenz erweitern. Diese verbale Steuerung des Muskeltests kann man am besten auf der Grundlage der *Idiomotorik* verstehen, die vielen aus der Hypnotherapie bekannt sein dürfte: Dort vereinbart man mit dem Klienten, dass er sein Unterbewusstsein durch Handzeichen antworten lässt, ohne dabei willentlich zu „helfen". Dazu bekommt er die Anweisung, dass die rechte Hand gehoben werde, wenn das Unterbewusstsein „ja" sagen wolle, und die linke, wenn es „nein" signalisiere.

Nur im Sinne einer solchen Vereinbarung lässt sich erklären, dass auch der Muskel(halte)test auf Ansprechen und Auffordern reagiert. Damit tritt dann die „Hardware" des Muskeltests als reine Reaktion auf einen Reiz in den Hintergrund und macht Platz für die „Software", in der die neuromuskuläre Entkopplung nicht mehr von einer klassischen Stresswirkung gesteuert wird, sondern von einer gewählten Vorgabe. In diesem Zusammenhang wird der Muskeltest zu einem *Indikator*, der unserer Intention folgt. (Dazu gebe ich im Folgenden Beispiele.) Dies kann auf zweierlei Weise geschehen, nämlich durch die Vereinbarung von Suchkriterien (= *Raster*) oder in einem ausformulierten *Dialog*.

## Der Dialogtest

Jeder, der schon einmal kinesiologische Tests angewendet oder erlebt hat, dürfte den verbalen Test kennen. Da werden Worte und Sätze formuliert und das Muskelsystem wird „beauftragt", hierauf zu reagieren. Zu diesem Zweck lassen sich entweder Fragen stellen oder Aussagen prüfen („Ist heute Sonntag?" oder „Heute ist Sonntag."), im Anschluss daran wird der Muskeltest vollzogen.

Logisch gesehen ist es naheliegend, dass ein gehaltener Arm „ja", also Bestätigung bedeutet und dass sein Nachgeben „nein" oder Negation heißt. So praktizieren es die meisten Anwender fast schon instinktiv. Allerdings ist das kein Naturgesetz, sondern durch eine entsprechende Vereinbarung kann die Reaktion auch umgekehrt erfolgen. Ich empfehle, sich bewusst zu entscheiden (und es möglichst auch dem Getesteten mitzuteilen), wie die Muskelreaktion zu interpretieren ist.

> Der Muskeltest fungiert im Dialog nicht mehr als physiologische Reaktion auf einen Stressor, sondern als Indikator, der von der Körperintelligenz gesteuert wird.

Beim Dialog per Muskeltest fassen wir in Worte, was Psyche oder Körper sagen würden, wenn sie direkt zu uns sprechen könnten. Wir bieten sozusagen fertige Aussagen an, damit die Muskelreaktion sozusagen nur noch zu markieren braucht, was richtig und was falsch ist.

Dabei treten wir üblicherweise in Kontakt zu Ebenen, die unserem Tagesbewusstsein nicht zugänglich sind. Auf diese Weise lassen sich Rückversicherungen zum Behandlungsverlauf einholen („Wir sind auf dem richtigen Weg zur Lösung des Problems" oder „Es fehlt noch etwas, um die Behandlung zu vervollständigen"), es lassen sich medizinische Fragen wie notwendige Maßnahmen oder Medikamentendosierungen ebenso klären wie Glaubenssätze in der psychotherapeutischen Arbeit und manches mehr.

Viele Ergebnisse des Muskeltests erfordern über die Einordnung als Stressor hinaus weitere, differenziertere Auskünfte. Vielleicht müssen wir klären, warum bei Berühren einer Orange der Muskel nachgegeben hat: Ist es nur *diese eine* Orange oder sind es Orangen *generell*? – Ist die getestete Frucht schadstoffbelastet, unreif oder verdorben? – Wird die Fruchtsäure nicht vertragen oder liegt eine Allergie vor? – Betrifft der Test die Schale oder auch das Fruchtfleisch? … In solchen Fällen ist der Körperdialog per Muskeltest ebenso wertvoll wie beispielsweise bei der Klärung, ob eine Operation *notwendig* ist oder zu welchem *Zeitpunkt* ein Eingriff stattfinden sollte.

So kann man sozusagen per Vereinbarung den Muskeltest nutzen, um mit dem Körper zu kommunizieren. Das ist genial, aber nicht in jeder Situation ökonomisch. Stellen Sie sich vor, Sie wären auf der Suche nach einem geeigneten Heilmittel. Alle zu prüfenden Mittel sind per se unschädlich – also müsste, da kein Stress ausgelöst wird, bei *jedem* Mittel der Arm gehalten werden. Damit würden wir das Gewünschte nicht finden können. Wenn Sie aber zu jedem einzelnen Mittel eine vollständige Aussage formulieren müssten, um den Körper jeweils nach der Wirksamkeit zu fragen, würden Sie bei 25 oder 93 verschiedenen Substanzen erstens sehr lange brauchen, zweitens würde der Kopf rauchen und drittens die Zunge einen „Knoten" bekommen … Das wäre offensichtlich zu umständlich.

## Der Rastertest

In dieser Situation schafft der Rastertest Abhilfe. Er kombiniert die Funktionen von Dialog und Stressor. Wir geben unsere Intention, mit der wir an den Test herangehen, als Suchkriterium schon zu Beginn des Testens vor, erteilen also dem Un(ter)bewussten bzw. dem vegetativen Nervensystem den Auftrag, von vornherein die anschließend ausgetesteten Substanzen entsprechend unserer Absicht zu selektieren. „Etwas" in der Körperintelligenz versteht, wonach gesucht werden soll, und setzt diesen Befehl für die gesamte anschließende Testserie um.

> Mit dem Rastertest setzen wir in gewisser Weise die Funktion des Stressors außer Kraft, gehen aber dennoch ähnlich vor wie beim reinen Reiz-Reaktions-Test.

Mal ganz praktisch: Stellen Sie sich vor, Ihre beiden Kinder fühlen sich unpässlich. Eines hat Halskratzen, das andere Blähbauchbeschwerden. Sie haben in Ihrer Hausapotheke etwa 20 Heiltees aus biologischem Anbau. Vorausgesetzt, dass die Kinder auf keinen der Tees allergisch sind, müsste also bei jedem der Tees der Arm gehalten werden (– der Tee löst ja keinen Stress aus). Damit kämen Sie nicht zu dem gewünschten Ergebnis, für die jeweiligen Beschwerden Ihrer Kinder den passenden Tee zu finden. Und bei jedem Tee umständlich Fragen zu formulieren, das wäre, wie gesagt, auch bei „nur" 20 Wahlmöglichkeiten extrem aufwendig.

Der Rastertest hingegen macht es wieder einfach: Sie wählen für das Kind mit den Halsschmerzen die *Vorgabe*, dass der Tee dem Kind gegen Halsschmerzen helfen soll – und siehe da, vermutlich wird der Arm nur bei Salbeitee stark bleiben! Mit der Ausrichtung auf Blähbauch bei dem anderen Kind reagiert der demzufolge positiv auf Fencheltee. Bei allen anderen Tees wird der Muskel nachgeben, obwohl sie völlig unschädlich sind und somit auch keine „Stressoren" sein können.

*Diese Vorabdefinitionen bedeuten also für den Test, dass der Arm bei positiven Suchkriterien (also etwa einer geeigneten, notwendigen oder optimalen Arznei) stark bleibt und bei allem, was dem Suchkriterium nicht entspricht, nachgibt, selbst wenn es nicht schädlich ist.*

Ebenso nützlich ist der Rastertest, wenn eigentlich *alle* zu testenden Substanzen Stressoren wären, wir unter ihnen aber einzelne nach unserem Gutdünken auswählen wollen. Beispielsweise würde bei allen alkoholischen Getränken der Muskel wegen des Alkoholgehalts abschalten. Wenn wir aber mit einer Rastervorgabe testen, können wir unter verschiedenen Weinsorten die bekömmlichste durch einen starken Muskel herausfinden – die Stressorfunktion wird in diesem Fall per Handlungsauftrag außer Kraft gesetzt und vom neuromuskulären System „ignoriert".

Vielleicht beherrschen Sie den Muskeltest ja schon und haben nun Lust, es selbst einmal auszuprobieren?

### *Den Rastertest ausprobieren*

Sammeln Sie einige Nahrungsmittel, Kosmetika, Waschpulver, vielleicht auch Vitaminkapseln oder Ähnliches.

Testen Sie einmal alle Substanzen ohne jeglichen Kommentar und ohne jede Absicht durch. (Vor Beginn eichen!)

Der Arm wird nur dann nachgeben, wenn etwas vom Körper als schädlich erkannt wird. So wird er vermutlich auch bei einer Sonnenmilch oder bei der Zahnpasta dem Testdruck standhalten.

Machen Sie dann eine Vorgabe, die Ihnen sinnvoll scheint, beispielsweise: Der Arm bleibt stark bei allem, was als Nahrungsmittel geeignet ist. Testen Sie wieder dieselben Substanzen durch – das Ergebnis wird ein anderes sein. Überlegen Sie sich weitere Vorgaben, etwa: was gesundheitsfördernd ist oder Ähnliches.

Mit Rastern zu testen, die auf individuelle Praxissituationen zugeschnitten werden können, halte ich für eine der ökonomischsten und effektivsten Anwendungen des Muskeltests.

Zusammenfassend lässt sich feststellen, dass wir den Muskeltest in zwei Funktionen anwenden können:

- *Stressorsuche* – der Muskeltest als reines Prüfen der Reaktion auf einen Reiz
- Idiomotorische Funktion als *Indikator* – Vereinbarung mit dem Körpersystem, *wie* die Muskelreaktion erfolgen soll:
  … entweder innerhalb von *Rastern*, die Suchkriterien definieren,
  … oder im *Dialog*, also im Zwiegespräch mit dem Unterbewusstsein im Sinne von Frage und Antwort, von wahren oder unwahren Aussagen

Wenn nichts anderes vereinbart oder vorgegeben wird, bleibt der Test im reinen Reiz-Reaktions-Modus. Wenn ich eine andere Testfunktion wünsche, muss ich mir dessen bewusst sein und sie vorab möglichst klar formulieren.

Das bisher zum Muskeltest Gesagte lässt sich wie folgt zusammenfassen:

> Der Muskeltest ist ein Instrument, das in bestimmten Funktionen angewendet wird. Die Hauptfunktionen sind *reine Reiz-Reaktions-Prüfung*, *Dialog* (mit vollständigen Sätzen) und *Vorgabe von Auswahlkriterien.* Diese Auswahl kann sich innerhalb von Substanzen bewegen (Nahrungsmittel, Medikamente ...) oder in der Zuordnung von Krankheitsursachen, aber auch verbale Listen durchforsten wie bei der Suche nach emotionalen Triggerbegriffen.

In dieser Einfachheit sind der Test und seine Systematik vielfältig einsetzbar und nützlich und mit den meisten therapeutischen Rahmenbedingungen kompatibel.

Sofern Sie noch keinen Einblick in die Kinesiologie hatten, hoffe ich, dass Sie sich nun etwas Konkreteres darunter vorstellen können. Nur ist es mit dem Muskeltest wie mit einer Pizza: Die Zutaten zu beschreiben ersetzt nicht das Schmecken. Letztendlich muss man den Muskeltest erlebt haben, um zu wissen, was gemeint ist. Vielleicht haben Sie Glück, dass sich jemand freut, es Ihnen zeigen zu dürfen. Sollten Sie zu den Skeptikern gehören, lassen Sie es sich von einem besonders versierten Tester zeigen.

Die Zweifler kann ich gut verstehen, weil unsere Erfahrung solche Phänomene nicht kennt und weil nicht jede praktische Demonstration überzeugt. Aber die Zweifler werden in den nachfolgenden Kapiteln noch genügend „Gedankenfutter“ bekommen, bevor sie dann hoffentlich doch noch überzeugt werden ...

*

## *In Kürze für Eilige:*

*Die Kinesiologie insgesamt ist eine sehr komplexe Untersuchungs- und Behandlungsmethodik mit vielen verschiedenen Ausrichtungen. Allen gemeinsam ist der Muskeltest, der bei Kontakt der Testperson mit einem Reiz anzeigt, ob dieser für den getesteten Menschen verträglich oder schädlich ist.*

*Der Muskeltest kann im Alltag für Laien ebenso nützlich sein wie im therapeutischen Einsatz.*

*In der analytischen Kinesiologie wird der Muskeltest mit einer einfachen Systematik als Wegweiser zu Krankheitsursachen auf körperlicher und psychisch-geistiger Ebene genutzt.*

# Qualitätssicherung

## *Der rote Faden:*

*Was die Kinesiologie mit den Störchen und dem Kinderkriegen zu tun hat und wie uns drei Säulen der Glaubwürdigkeit eine tragfähige Basis verschaffen können*

*

Qualitätsmanagement ist heute in aller Munde und die grundsätzliche Motivation, die dahintersteckt, ist allemal lobenswert, nämlich für ein taugliches Produkt zu sorgen. Bei einer Therapiemethode heißt das, einigermaßen verlässlich optimale Behandlungsergebnisse anzusteuern und dafür die geeigneten Richtlinien zu schaffen.

Darunter verstehen die meisten Qualitätssicherungsexperten, bewährte oder für bewährt gehaltene *Durchführungs*richtlinien festzuschreiben – was nichts anderes heißt, als den Anwendern sozusagen standardisierte Arbeitsabläufe vorzuschreiben und ihnen damit meist das Leben schwer zu machen …

Für gewisse Bereiche – beispielsweise für die Messtechnik, auch in medizinischen Labors – ergibt das durchaus einen Sinn. In anderen Bereichen ist es eher *Unsinn.* Denn indem wir uns an bestimmte Durchführungsregeln halten, garantieren wir als Therapeuten noch lange kein gutes Behandlungsergebnis. Und doch sollte uns genau daran gelegen sein: einen Boden zu finden, auf dem wir uns sicher bewegen können und auf dessen Grundlage wir den Klienten oder Patienten versichern können, dass wir im Wesentlichen wissen, was wir tun und was es bewirken soll.

Qualitätssicherung liegt im Interesse aller Beteiligten, das gilt für die Kinesiologie ebenso wie für jede andere Untersuchungs- oder Therapiemethode. Allerdings verstehe ich sie nicht als eine Verordnung von Staat oder Institutionen, sondern als eine ethische Verpflichtung und eine Frage der eigenen Gewissenhaftigkeit.

Mit Recht wünschen vor allem die Behandelten, dass es Kriterien der Verlässlichkeit gibt – und damit hat es die Kinesiologie gegenüber manchen anderen naturheilkundlichen Verfahren bisher aus mehrerlei Gründen etwas schwerer. Denn die Kinesiologie ist vergleichsweise jung und hat sich in eine solche Vielzahl von Richtungen verzweigt, dass es nicht einfach ist, grundsätzliche Verlässlichkeitskriterien für die vielfältigen Anwendungen zu benennen.

Allerdings sind solche Kriterien wesentliche Voraussetzungen dafür, dass eine neue Methode vertrauenswürdig wird. Auch da wird die Kinesiologie mit deutlich mehr Fragezeichen versehen als manche andere komplementärmedizinische Methode. Angefangen von der *Funktionsweise* des Muskeltests über die Anwendungsweise des *Substanztests* (durch Verpackung und Kleidung hindurch) bis zu mentalen Interaktionen und mancherlei mehr gibt es reichlich Erklärungsbedarf. Noch gibt es in der Praxis der Kinesiologie zu viele Faktoren, die auch „kinesiologieintern" umstritten sind und geklärt werden müssen, wenn man die Seriosität der Kinesiologie überzeugend belegen möchte.

## Reicht Empirie aus?

Kinesiologie hat sich im Wesentlichen aus Erfahrungen und Ideen dazu entwickelt; sie wurde, wie bei Heilverfahren üblich, nicht als Theorie auf dem Reißbrett entworfen und *erfunden*, sondern *entdeckt*. Deshalb ist sie zunächst auf eine Sammlung von Beobachtungsdaten angewiesen, im Sinne der Frage: „Was passiert, wenn …?".

Logischerweise können in den seltensten Fällen aus einem *Einzelfall* allgemeine Rückschlüsse gezogen werden, zumal gerade Heilung vielen komplexen Einwirkungen unterliegt, nicht zuletzt auch suggestiven. Das heißt aber, es müssen *sehr viele* Fälle verfolgt und dokumentiert werden, auch langfristig, wenn man beurteilen will, wo die Kinesiologie Wirkung gezeigt hat. Die erste Aufgabe heißt also Dokumentation und Langzeitbeobachtung.

Davon hat die Kinesiologie schon einiges zu bieten. Doch ihren Kritikern reicht das offenbar nicht, um das gewissermaßen revolutionäre Potenzial des Muskeltests anzuerkennen. Und auch *mir* reicht es nicht. Denn empirische Belege allein sind zwar notwendig, aber sie stehen verloren im Raum, solange die Resultate der Methode nicht durch Beweise oder zumindest Hypothesen in einen stimmigen Bezug gesetzt werden können. Ohne die Vorstellung, wie die Erfolge der Kinesiologie *erklärt* werden können, fehlen orientierende Anhaltspunkte für die Verlässlichkeit und Glaubwürdigkeit der Methode. Reine Empirie ist reine Statistik – und *damit* ließe sich beispielsweise sogar „beweisen", dass der Rückgang der Geburtenrate in Deutschland auf die Verdrängung der Störche zurückzuführen ist, da sich beides ziemlich zeitgleich abspielt …

Was eine Methode also ebenfalls braucht, um zu überzeugen, sind Erklärungsmodelle, mit deren Hilfe man sich die inneren Zusammenhänge vorstellen kann. Bei dem Beispiel mit den Störchen könnte als Erklärungsmodell angenommen werden, dass sie tatsächlich die Babys bringen. Oder, wenn wir eine Ebene höher ansetzen würden, kämen wir vielleicht auf den gemeinsamen Nenner, dass sich in unserer denaturierten Umwelt die Störche nicht mehr wohlfühlen und die Menschen keine Lust mehr auf Nachwuchs haben.

Erklärungsmodelle helfen den Anwendern, ihre Erfahrungswerte abzugleichen und damit einerseits die Hypothesen zu überprüfen und zu korrigieren, andererseits die eigenen Ergebnisse besser nachvollziehen und entsprechende Erfahrungen weitergeben zu können. Denn nicht nur die Kritiker, auch wir als anwendende Therapeuten schauen vor allem auf die „Therapie*versager*", die uns die Nachtruhe kosten. Erst mit geeigneten Denkmodellen lernen wir verstehen, was möglicherweise falsch gelaufen ist, und wir erkennen, worauf es wirklich ankommt. Dabei sind diejenigen Erklärungsmodelle am tauglichsten, aus denen sich innerhalb einer Grundhypothese *alle* auftauchenden Phänomene der Methode herleiten lassen.

Der nächste Schritt muss demnach nicht nur zu der Überlegung führen, *wie* es funktioniert (im Sinne einer Gebrauchsanweisung), sondern *warum* es funktioniert, das heißt, welche Steuerungsprinzipien dahinterliegen. Wir müssen *verstehen*, wenn wir sinnvoll handeln wollen – das wird in diesem Buch noch öfter Thema sein.

Solange Erfahrungen nur beschreibend und ohne Verständnis tieferer Bezüge weitergegeben werden, wird sich bei der Verbreitung einer Methode der „Stille-Post-Effekt" einschleichen: Am Ende kommt nur unverständliches Kauderwelsch heraus. Oder es werden Hypothesen konstruiert, die letztlich gar nichts mehr mit der Sache zu tun haben. Das kann sich die Kinesiologie, wenn sie als ernst zu nehmende Methode Fuß fassen will, meiner Ansicht nach nicht leisten. Und sie hat es auch nicht nötig.

Eine der Schwachstellen der Kinesiologie, die die Kritiker zum Nachbohren veranlasst, sehe ich genau darin, dass sie sehr viele positive Erfahrungswerte aufweist, aber kein einheitliches Denkmodell. Was natürlich bei einer derart komplexen Methode kein Wunder ist, denn jeder Anwender wird zunächst seinen Teilbereich vertreten und zu erklären versuchen. Folglich „zersplittern" Theorien im Großen und im Kleinen die Methode, gerade in den Randbereichen der Weiterentwicklung; die Bandbreite ihrer Erklärungen erstreckt sich von neurophysiologischen Messungen und Erkenntnissen der Gehirnforschung über mystische Deutungen bis hin zu esoterischen Konstrukten, die von seriösen Vertretern der Kinesiologie mit „Bauchschmerzen" registriert werden.

Die Krux der Kinesiologie ist, dass sie einerseits noch so jung, andererseits enorm potent ist. Wir als Anwender und Lehrende sitzen in der Klemme, da wir dieses Potenzial zu einer Zeit entdeckt haben und weitervermitteln, in der die „Beweisführung" noch zu wünschen übrig lässt. Eine entscheidende Frage ist deshalb, wie wir trotzdem zur Anerkennung beitragen können.

Hier ist und bleibt mein Schlüsselwort Glaubwürdigkeit. Diese Glaubwürdigkeit basiert allerdings nicht ausschließlich auf wissenschaftlichen Beweisen.

## *Glaubwürdigkeit*

In unserer Gesellschaft ruht Glaubwürdigkeit, sofern nicht die klassischen wissenschaftlichen Kriterien erfüllbar sind, vor allem auf drei Säulen:

- auf empirischen Belegen
- auf stimmigen Erklärungsmodellen
- auf der Repräsentation der Methode in der Öffentlichkeit

Die beiden ersten Punkte haben wir auf den vorigen Seiten betrachtet, der letzte kommt nun neu hinzu. Alle drei Punkte werden uns in diesem Buch immer wieder beschäftigen, wobei das Hauptgewicht auf der mittleren Säule liegt, dem Versuch eines Erklärungsmodells.

Wenn eine der Säulen fehlt oder nicht stabil ist, kommt die Glaubwürdigkeit leicht ins Kippen. So können wir vielleicht Hunderte von Fällen empirisch belegen, in denen der Muskeltest sozusagen „Wunder“ bewirkt hat; solange wir aber keine *Logik* im System vermitteln können, werden Skeptiker die Erfolge dem Zufall oder Suggestionseffekten zuschreiben.

Eine rein theoretische Erklärung und Herleitung wiederum müsste sich zunächst auch in der praktischen Anwendung bewähren, sonst wäre sie untauglich – und damit letztlich auch nicht logisch.

Diese beiden zuerst genannten Punkte betreffen die Methode als solche; in Bezug auf beide steckt die Kinesiologie eher noch in den Kinderschuhen; das heißt, diese beiden Säulen haben noch keine volle Tragfähigkeit.

Deshalb muss vielleicht gerade in dieser sensiblen Anfangszeit die dritte Säule das Gewicht mittragen: Das sind die Repräsentanten, die die Methode in der Öffentlichkeit vertreten. Ihnen werden wir uns, wie natürlich auch den beiden anderen tragenden Säulen, in den folgenden Kapiteln zuwenden. Um aber Wert und Wichtigkeit dieser drei Säulen der Glaubwürdigkeit zu ermessen, lassen Sie uns zunächst betrachten, was Kritiker an der Kinesiologie zu bemängeln haben.

## Gelobt seien die Kritiker!

Es lohnt sich, Skepsis, Misstrauen und Angriffe, die das Image der Kinesiologie untergraben möchten, näher zu untersuchen. Denn wenn wir einmal von denjenigen absehen, die etwas Neues *prinzipiell* und ohne näheres Hinsehen blockieren und demontieren wollen, bleiben etliche Skeptiker übrig, die zumindest ein Fünkchen Wahres aussprechen. Diese Kritiker und Skeptiker zeigen uns, wo unser Denken weiterentwickelt werden muss.

Zwei große Trümpfe hält die „Gegenseite" in der Hand:

1. Skepsis hinsichtlich der *Inhalte* der Kinesiologie
2. Kritik am *Umgang* mit der Kinesiologie und ihrer Präsentation

### *Trumpf 1: „Die Kinesiologie und die Art ihrer Untersuchungen sind unwissenschaftlich."*

Das stimmt zumindest teilweise, vor allem aus der Sicht der seit Jahrhunderten *etablierten* Wissenschaft, die nur langsam neuere Erkenntnisse und Ansätze aufgreift. Da hat es noch wenig bewirkt, dass große Physiker bereits seit bald hundert Jahren unser materialistisches Weltbild infrage stellen. Obwohl Begriffe wie Quantentheorie oder Schlagworte wie Materielosigkeit der Materie schon in vieler Munde sind und die meisten Menschen in ihrem Leben

„Parawissenschaftliches“ wie Telepathie, Synchronizitäten oder sinnhafte Zufälle erlebt haben, ist unser Denken davon keineswegs durchdrungen. Weiterhin wird wissenschaftlich nur anerkannt, was wir *messen* können, was sich kontrolliert erzeugen lässt oder was den „Doppelblindstudien“ standhält.

Solange diese Auffassung von Wissenschaft der Filter ist, durch den neue Informationen „gesiebt“ werden, hat die Kinesiologie wenig Chancen. Wenn es auch schon neurophysiologische Dokumentationen zum Muskeltest und zur Kinesiologie gibt, bleiben mehr Phänomene offen, als mit den heute gültigen Kriterien geklärt werden können.

## *(Para-) Wissenschaftliche Solidarität*

Tröstlich ist, dass es nicht nur der Kinesiologie und anderen alternativen Heilverfahren alleine so ergeht. Bis in die etablierte Wissenschaft (vor allem in die Physik) hinein müssen Anwender und Forscher zugestehen, dass es Phänomene gibt, die sich eindeutig nicht der Erfassbarkeit im Sinne des gängigen wissenschaftlichen Anspruchs unterwerfen lassen. Obwohl sie noch keine „Beweise“ anzubieten haben, schweigen sie jedoch zumindest deren Existenz nicht tot.

Doch auch (und gerade) diese wissenschaftlichen Neuerer und Vordenker legen Wert auf Seriosität und suchen nach Glaubwürdigkeitskriterien. Denn ohne Nachvollziehbarkeit, ohne den Versuch, Gesetzmäßigkeiten zu erfassen, verliert die Glaubwürdigkeit jeglichen Boden und macht Platz für Beliebigkeit und Willkür, mit der man dann alles und jedes „erklären“ und rechtfertigen kann.

Wir brauchen also ein anderes Verständnis von Prüfkriterien; hierzu biete ich ein Zitat des Physikers und Philosophen Hans-Peter Dürr an, aus seinem Buch *Auch die Wissenschaft spricht nur in Gleichnissen* (Freiburg 2004):

***„Die mehr ganzheitliche Betrachtungsweise …***

… muss sich allerdings mit der prinzipiellen Schwierigkeit auseinandersetzen, dass bei ihr Aussagen kaum oder, genauer gesagt, gar nicht mehr in einem Sinne nachkontrolliert werden können, wie dies für eine moderne Wissenschaft im Idealfall als notwendig erachtet wird. Diese Schwierigkeit kann streng genommen nicht beseitigt werden, weil sie in der ganzheitlichen Struktur der Wirklichkeit begründet ist. So lassen sich insbesondere kaum experimentelle Situationen herstellen, welche als genügend ‚gleichartigh' gelten können, um für eine Nachprüfung im üblichen Blind-blind-Sinne geeignet zu sein (Experimente, bei denen jegliche Einflussnahme vom Beobachter oder vom Beobachteten auf das Ergebnis vermieden werden soll). Es ist also in diesem Falle nötig, mit anderen ‚Wahrheitskriterien' zu operieren, oder vielleicht sollte man besser sagen, nur noch mit ‚Stimmigkeitskriterien' zu arbeiten.

Weil dann aber die üblichen Methoden der Verifikation und Falsifikation nicht mehr anwendbar sind, wird es wohl noch einige Zeit dauern, bis wir auf diesem unsicheren Terrain mehr Trittsicherheit gewinnen. Denn eine solche ist notwendig, um zu verhindern, auf der anderen Seite in reine Willkür und Beliebigkeit abzurutschen. Auch im besten Falle wird jedoch nie für alle Fragen ‚Wissen' in der heute von der Wissenschaft verwendeten strengen Bedeutung zu erlangen sein."

Das Kriterium Stimmigkeit könnte also eine (neue) Prüfbasis werden. Sie basiert auf Qualitäten wie Logik, Nachvollziehbarkeit und vielseitigen Ab*stimm*ungen statt auf mechanistischen experimentellen Prinzipien.

Stimmigkeit als Qualitätskriterium wird uns in diesem Buch immer wieder und später auch ausführlicher begegnen. Dieses Kriterium der Stimmigkeit könnten wir also auch für die Kinesiologie als Maßstab nehmen, denn es beinhaltet nicht die rigiden Forderungen der konventionellen Wissenschaft, driftet aber auch nicht ins Nebulöse ab.

Bis wir für alle Phänomene der Kinesiologie stimmige Erklärungen, stimmige Belege oder stimmige Denkmodelle anbieten können, die die Kinesiologie durchweg glaubwürdig machen, dürfte es noch eine Weile dauern. So lange müssen wir die kritischen Geister noch vertrösten. Denn Stimmigkeit beinhaltet auch, offene Fragen und ungeklärte Phänomene einzuräumen und den Kritikern vorerst eine überzeugende Antwort schuldig zu bleiben.

### *Trumpf 2: „Was ist denn das für ein Unfug, der da mit dem Muskeltest angestellt wird?!“*

Auch dieser Trumpf sticht leider allzu oft: Stimmigkeit bedeutet nämlich auch, authentisch und *angemessen* mit einem Objekt und seiner Repräsentation umzugehen. Diesen Punkt schauen wir uns im nachfolgenden Kapitel näher an.

*

### *In Kürze für Eilige:*

*Auch und gerade für alternativmedizinische Verfahren brauchen wir eine Qualitätssicherung. Um noch nicht anerkannten Methoden den Weg zu ebnen, muss deren Glaubwürdigkeit gewährleistet sein. Glaubwürdigkeit orientiert sich vor allem an Wirksamkeitsbelegen, an nachvollziehbaren Erklärungsmodellen sowie an der Vertrauenswürdigkeit derer, die eine Methode vertreten.*

# Teil II

# Irritationen

# Das Image der Kinesiologie

***Der rote Faden:***

*Warum es trotz gut gemeinter Versuche bisher nicht gelang, die Kinesiologie salonfähig zu machen, und womit ihr die Akzeptanz bei Wissenschaftlern und Medizinern schwer gemacht wird*

*

Der erste Türöffner für Fremdes oder Neues ist – weit vor der Frage der Beweisbarkeit – die „Verpackung“ einer Idee oder Methode. Was Außenstehenden zunächst begegnet, ist nicht die wissenschaftliche Diskussion, sondern ganz real ein Mensch oder Medium als *Repräsentant* dieser Idee. Dies geschieht in einem konkreten Rahmen und in einer konkreten Form. Und solange unsere Überzeugungskraft hinsichtlich der *Inhalte* noch nicht perfekt ist, können wir zumindest unser *Auftreten* auf Stimmigkeit überprüfen. Denn wenn Sie beispielsweise von einem vielversprechenden Aufbaupräparat hören, dann wird Ihre Meinung darüber entscheidend davon geprägt, ob Sie in einem Universitätshörsaal oder an einer Kneipentheke davon erfahren, ob von einem Freund oder durch Telefonwerbung. Nicht anders ergeht es der Kinesiologie.

Wenn beim Erwähnen der Kinesiologie oftmals vorschnell abgewinkt wird, mag das unter anderem daran liegen, dass viele Menschen die Kinesiologie unter eher obskuren Umständen kennengelernt haben. Die „Bühne“ der ersten Begegnung zwischen Vertretern der Kinesiologie und deren Adressaten hinterlässt nicht immer den seriösesten Eindruck und erste Eindrücke bleiben bekanntlich besonders gut haften. In welchem Rahmen also finden solche prägenden Erstbegegnungen statt?

## Presse und Medien

Auf dem theoretischen Weg machen uns üblicherweise „schnelle" Medien aufmerksam (und vielleicht neugierig) auf etwas Unbekanntes. Dazu gehören Zeitungen, Zeitschriften, Rundfunk und Fernsehen, heute inzwischen auch das Internet.

Über Kinesiologie kann man also „stolpern" in Gesundheitsmagazinen, Elternratgebern, naturheilkundlichen Zeitschriften, auf Internetseiten zu Gesundheitsfragen, seltener in der Tagespresse; und natürlich in alternativmedizinischen Zeitschriften, die jedoch meist nicht die *erste* Informationsquelle für jedermann sind. Auch Angehörige gebildeterer Schichten orientieren sich bevorzugt an journalistischen Quellen, die sich gerne als unvoreingenommen bezeichnen. Aber genau diese Medien *verwerfen* in der Regel auch heute noch alternative Heilverfahren, wobei die Kinesiologie meist *besonders* kritisch betrachtet oder gar nicht ernst genommen wird. Sie berufen sich dabei fast ausschließlich auf das, was von „wissenschaftlicher" Seite anerkannt wird, auch wenn das nur auf Meinungen basiert und nicht auf eigenen Recherchen.

Es ist immer noch die Ausnahme, dass Journalisten ohne Vorbehalte selbst an der Quelle recherchieren. Eine solche erfreuliche Ausnahme habe ich einmal erlebt: Im Jahr 2005 wurde ich von einer Journalistin einer großen Fernsehzeitschrift zur Kinesiologie interviewt. Für ihren Artikel (Umfang: nur 1 Seite, als Hinweis auf eine TV-Sendung) hat sie mit viel Engagement, kritischer Prüfung und enormem Aufwand mehrere Gesprächspartner aus verschiedenen Sparten befragt und alte Stellungnahmen recherchiert. Das Ergebnis war – trotz „Gegenwind" in der Redaktion – eine sachliche, allgemein verständliche und wohlwollende Kurzdarstellung der Kinesiologie.

Ebenso findet man inzwischen in Gesundheitsmagazinen positive Hinweise auf die Methode – bis in die maßgeblichen Blätter allerdings, an denen sich Akademiker orientieren, hat sie es nur selten geschafft.

Unsere Medien haben enormen Einfluss auf die öffentliche Meinungsbildung. Wer in der Presse Verrisse liest, wird kaum neugierig sein auf Fachliteratur oder sonstige Informationen zum Thema.

## Kinesiologie live

Auch ein lebendiger Erstkontakt von Mensch zu Mensch ist keine Garantie dafür, dass die Kinesiologie positiv aufgenommen wird. Zwar verblüfft und beeindruckt der Muskeltest allein schon deshalb, weil er funktioniert, aber das wird nicht ernst genommen, wenn diese Erfahrung unter dubiosen Umständen oder zu fragwürdigen Zwecken stattfindet. Mit Recht legen wir sehr viel Wert auf die Vertrauenswürdigkeit derjenigen, die uns etwas anbieten – egal ob Gebrauchtwagen oder den Muskeltest.

Ich selbst hatte Glück mit meinem ersten Eindruck von der Kinesiologie. Die sensationelle Neuigkeit dieser eigenartigen Testmethode brachte mein Mann von einem Chirotherapie-Seminar mit. Der Rahmen der Veranstaltung war seriös genug, um mich aufhorchen zu lassen.

Was ich da hörte und am eigenen Arm erlebte, war für mich „grenzwertig", aber gerade noch akzeptabel. Ebenso wirkte der Heilpraktiker, durch den mein Mann den Muskeltest kennengelernt hatte, auf mich sehr vernünftig. Er demonstrierte den Muskeltest nüchtern und klar, mit einer einfachen und nachvollziehbaren Struktur, und obwohl er sein Funktionieren nicht umfassend erklären konnte, war es für mich stimmig. Aber nicht jeder Einstieg glückt in dieser Weise …

## Zwangsbeglückung mit dem Muskeltest?

Ist Ihnen auch schon einmal auf einer Feier das Rotweinglas aus der Hand genommen worden mit dem Hinweis: „Den Wein hab' ich gerade ausgependelt, der ist energetisch nicht gut …"? – In ähnlicher Weise bin ich bei mehr als einer Veranstaltung ungebeten darauf hingewiesen worden, dass meine Halskette mir Energie abziehe oder dass ich an einem belasteten Ort stehe, dass ich die Wiedergeburt eines chinesischen Kaisers sei, dass mir ein Geistwesen auf der Schulter sitze oder dass meine Aura eine bedenkliche Farbe habe …

Egal, ob Pendeln oder Muskeltesten – im Prinzip geht es hier um dasselbe: um sie Seriosität der Anwendung. Da man den Arm sozusagen immer bei sich hat, kommen kinesiologisch fortgebildete „Zwangsbeglücker“ leicht in Versuchung, ihn auch zu drücken. Auch ich habe in der Anfangszeit meiner Gehversuche mit Kinesiologie sicher in meinem Übereifer einige Menschen in die Flucht geschlagen, sodass sie keine Chance hatten, ehrliches Interesse an der Kinesiologie zu entwickeln – heute ist mir das peinlich.

Natürlich ist es verlockend, etwas Faszinierendes oder Verblüffendes wie den Muskeltest vorzuführen und den Showeffekt zu genießen. Doch die Überzeugungskraft ist offensichtlich indirekt proportional zum missionarischen Eifer und zur Effekthascherei, das gilt nicht nur für den Muskeltest.

Ich selbst reagiere sehr reserviert, wenn mich jemand mit Botschaften beglücken will, um die ich nicht gebeten habe, egal, ob es dabei um Ernährungslehren, Auralöcher, frühere Leben, „schädliche Schwingungen“, meine Chakrafunktionen oder um Schutzengel geht – ganz unabhängig davon, ob etwas daran ist oder nicht. Wenn der Muskeltest zur Shownummer wird, ist er für wertvollere Zwecke schnell „verbrannt“.

## Umsatzsteigerung dank Muskeltest?

Eine weitere recht verbreitete „Gelegenheit“, den Muskeltest in Misskredit zu bringen, ist sein Einsatz als Verkaufsargument. Harmlose Zwangsbeglücker – wie oben erwähnt – werden in der Regel eher milde belächelt (und mit ihnen die Methode). Was aber, wenn der Test benutzt wird, um jemandem etwas zu verkaufen, an dem er ohne diese Überzeugungshilfe von sich aus gar nicht interessiert wäre?

Ein beliebter Schauplatz dafür sind Gesundheits- und Esoterikmessen. Bei einem Besuch einer solchen Veranstaltung fühlte ich mich an einen orientalischen Basar erinnert: Sobald ich den Schritt verlangsamte, wurden mir Produkte feilgeboten. Das gehört natürlich zu einer Messe und störte mich daher nicht grundsätzlich. Was aber nicht dorthin gehört, ist der schnell mal aus dem Hut gezauberte Muskeltest, der „beweisen" soll, wie gut das Produkt doch sei. So erging es mir mit Nahrungsergänzungsmitteln, Wasseraufbereitungsanlagen, Elektrosmogabschirmung, mit Matratzen und vor allem mit energetischen Informationsträgern jeglicher Art, die unverzichtbar seien für meine Gesundheit, meinen Energiehaushalt, mein Liebesleben, meine Erleuchtung oder dergleichen mehr.

Allein schon, dass der getestete Arm beim Kontakt mit dem jeweiligen Produkt *gehalten* werden konnte, galt dort als Beweis für dessen unglaubliche Wirksamkeit! (Dabei sagt ein gehaltener Muskel – ohne sonstige Vorgaben – nichts anderes, als dass das Produkt unschädlich ist.) Eine Kollegin berichtete, dass sie sich bei einer Messe darauf eingelassen habe, ein Produkt testen zu lassen. Als ihr Arm beim Kontakt zu dem Produkt jedoch nachgab, wurden Testfehler, Blockaden und alle möglichen Störungen *in ihr* vorgeschoben, nur damit man nicht zugeben musste, dass das Produkt für die getestete Messebesucherin höchst überflüssig war.

Während uns niemand zwingt, diesen Lockrufen von Messeausstellern zu folgen, können wir uns solchen Verkaufspraktiken kaum entziehen, wenn sie in einer therapeutischen Praxis eingesetzt werden. Und so sind per Muskeltest in Praxen von Ärzten und Heilpraktikern schon Diätprodukte, selbst vermarktete Nahrungsergänzungsmittel (oder solche, für die es Umsatzbeteiligungen gibt) bis hin zu Entstörungsgeräten und Wasserfiltern verkauft worden – im harmlosesten Fall sinnvolle Ausleitungsmittel aus eigener Herstellung. Dabei müssen keine unlauteren Absichten im Spiel sein und das eine oder andere Produkt kann durchaus nützlich sein. Doch wie neutral kann ein Tester bleiben, wenn das Testergebnis mit über seinen Kontostand entscheidet?

## Praxisbegegnungen

Damit kommen wir zu *dem* Schauplatz oder Rahmen, wo man dem Muskeltest mit am häufigsten begegnen kann: zur Praxis therapeutischer oder beratender Berufe. Diese sehe ich als das eigentliche „Zuhause“ des Muskeltests an und dort kann er sein wertvollstes Potenzial entfalten.

Auch hier entscheidet oft die erste Bekanntschaft mit der Methode über die Akzeptanz. Dabei steht aber nicht der Einsatz des Muskeltests als „Verkaufsargument“ im Vordergrund. In einer Praxis sind es eher andere Ersterfahrungen mit dem Muskeltest, die die geöffnete Tür gleich wieder zufallen lassen können. Dazu gehören vor allem zweifelhafte Testergebnisse und ein obskurer Umgang mit dem Muskeltest an sich.

Da die meisten Testergebnisse ohnehin jenseits des üblichen Denkens liegen und der Muskeltest an sich schon merkwürdig genug ist, verschreckt es manche Interessenten umso mehr, je eigentümlicher oder extremer der Test abläuft. Wenn beim ersten Praxisbesuch etwa gleich sexueller Missbrauch in der Kindheit „aufgedeckt“ wird, wenn der Muskeltest konkrete Heilungsversprechen macht, wenn der Muskeltest „sagt“, dass der Patient von bösen Wünschen einer anderen Person verhext sei, wenn mangels Testsubstanzen ein beschriebener Zettel auf dem Bauch „befragt“ wird, dann ist das nicht immer der ideale Einstieg, jemanden für diese Methode zu gewinnen.

Wie würde es Ihnen ergehen, wenn Sie beispielsweise eine Begebenheit wie die folgende erlebt hätten, von der eine junge Frau erzählte? (Ich gebe hier – leicht gekürzt – den Auszug aus einem

Artikel wieder, den Matthias Weber, Leiter eines kinesiologischen Ausbildungsinstituts, im *Kinesiologie-Journal 05* unter der Rubrik „Ethik“ veröffentlicht hat.)

### *Der „Schwangerschaftstest“*

„Aha“, lachte die kleine Kinesiologin, „da war ich also in den letzten vier Wochen mit mir selbst schwanger und habe mich vor vier Tagen selbst geboren – eben neu reinkarniert.“ So hatte es ihr die große Kinesiologin in der Balance morgens mit dem Muskeltest ausgetestet. Auf so etwas muss man erst mal kommen – einfach genial! Die große Kinesiologin ist seit Jahren die Therapeutin und Lehrerin der kleinen Kinesiologin …

Diese Geschichte beginnt damit, dass die kleine Kinesiologin und ihr Mann beschlossen, Eltern zu werden. Nach vielen Balancen, Schwangerschaftstests und zunehmendem Stress – wie das eben so ist – setzte die kleine Kinesiologin diesem Stress ein Ende. Ab sofort wurden keine Schwangerschaftstests mehr gekauft, der Monatszyklus nicht mehr beobachtet und jede Mensis wieder genossen. Sollte sie dennoch schwanger werden, wird sie dies dann selbst spüren.

Von da an fühlte sich die kleine Kinesiologin wieder in Einheit mit sich und der Welt. Dies teilte sie der großen Kinesiologin bei der nächsten Balance mit. Am Ende dieser Balance legte die große Kinesiologin ihre Hand auf die Gebärmutter der kleinen Kinesiologin, testete etwas (nonverbaler, geheimer Muskeltest), lächelte und meinte: „Ach, das darf ich ja nicht sagen!“ Die ergebene kleine Kinesiologin fragte daraufhin auch nicht nach, bezahlte und ging.

Aber in der kleinen Kinesiologin begann es zu arbeiten – sie hatte schon mitbekommen, um was es ging. Ganz genau erfuhr sie es eine Woche später, als sie aufgrund eingetretener Blutungen und eben wegen dieses Tests die große Kinesiologin anrief. Diese meinte, sie müsse sofort zum Arzt, denn sie habe getestet, dass sie schwanger sei, und Blutungen könnten dem Kind schaden …

Einige Stunden später testete die große Kinesiologin, dass das Kind noch da sei, die Überlebenschance bei circa 30 Prozent liege, aber mit einigen Balancen könne das Kind gerettet werden. Und somit begann die große Kind-Rettungs-Aktion. Beide Kinesiologinnen waren begeistert bei dem Gedanken, es der Schulmedizin mal wieder zu zeigen. Und schon nach einigen Balancen war die Blutung gestoppt … und die Überlebenschance erhöhte sich laut Muskeltest auf 100 Prozent. …

Zur geplanten Nachkontrolle bei der Frauenärztin sollte die kleine Kinesiologin laut Muskeltest auch nicht gehen – das würde sie zu sehr stressen …

In diesem Stil ging es noch eine Weile weiter, bis hin zu wechselnden Testergebnissen zum Geschlecht des Kindes. Und dann, genau nach 4 Wochen, setzten wieder Blutungen ein, es fühlte sich an wie eine normale Monatsblutung. Etwas in der kleinen Kinesiologin schaltete sich plötzlich ein und sie schickte früh morgens ihren Mann in die Apotheke, einen Schwangerschaftstest holen – und der war negativ! …

Und doch konnte es sich die große Kinesiologin nicht verkneifen auszutesten, mit was die kleine Kinesiologin denn schwanger war – denn der Muskeltest hatte dies ja angezeigt und der Muskeltest „lügt nicht“!

Dabei stellte sich dann heraus, dass die kleine Kinesiologin mit sich selbst schwanger war und schon in diesem Leben eine Reinkarnation beendet und eine neue begonnen hatte …

Ich denke, diese wahre Geschichte spricht für sich und verdeutlicht, worum es mir im Zusammenhang mit Irritationen, Glaubwürdigkeit und Repräsentation des Muskeltests geht und wie man diesen Test nicht handhaben sollte.

Auch wenn solch ein verantwortungsloser Umgang mit dem Muskeltest nur von einer Minderheit der Anwender praktiziert wird, gilt bei so umstrittenen Themen für die Öffentlichkeit weniger das, was die *Mehrheit* tut (und was seriöse Vertreter wie auch der Autor des Artikels praktizieren und fordern). Vielmehr gilt eher die goldene Regel der Pilzsammler: Ein einziger Gallenröhrling macht ein sonst köstliches Steinpilzgericht ungenießbar, ein klitzekleiner Knollenblätterpilz in der Champignonsoße kann Menschen töten.

Lassen wir uns den „Appetit" auf Kinesiologie nicht verderben! Nehmen wir die Herausforderung an, unsere Arbeit damit zu verbessern! Wenn uns daran liegt, der Kinesiologie bzw. dem Muskeltest Akzeptanz zu verschaffen, reicht es sicher nicht, uns über die Skepsis potenzieller Zielgruppen zu beklagen.

Wenn wir hingegen kritische Anmerkungen ernst nehmen, können wir nur gewinnen. Wenn wir uns dem Objekt der Kritik intensiver widmen, werden wir es besser verstehen und dadurch sicherer werden in der Vermittlung. Die meisten „Auswüchse", die ich angesprochen habe, geschehen wohl kaum aus Böswilligkeit oder aus Ignoranz, sondern eher, weil manches bislang noch nicht bedacht wurde.

## *Die Adressaten*

Wenn wir den Muskeltest mit seinen erstaunlichen Möglichkeiten anderen Menschen nahebringen wollen, sollten wir zunächst die potenziellen Empfänger und ihre Situation verstehen und möglichst ihre Sprache sprechen. Dabei stellt sich als Erstes die Frage, wen wir mit unseren Informationen über die Kinesiologie neugierig machen wollen. Meine knappste Antwort: jeden. Aber nicht alle auf einmal.

Wenn ich mich selbst frage, wen ich am dringendsten erreichen möchte, sage ich ohne Zögern: Therapeutinnen und Therapeuten; genauer: Ärztinnen und Ärzte, Psychotherapeuten, Zahnärzte, Heilpraktikerinnen und Heilpraktiker, Tierärzte und viele weitere Heilberufe. Und an zweiter Stelle natürlich alle potenziellen Patienten, denn die sind es, die am Ende von diesem Testverfahren profitieren.

## Ärzte „zwischen Baum und Borke“

Ich gehe davon aus, dass Ärzte ihren Beruf wählen, um leidenden Menschen zu helfen. Auf dem Weg durch Studium und Assistenzjahre lernen wir jedoch nur die einseitige Weltsicht der konventionellen Wissenschaft kennen, die durch spätere Fortbildungen weiter verfestigt wird, indem Institutionen die Vergabe von Zertifizierungspunkten ebenfalls an den anerkannten Verfahren orientieren. Darüber hinaus entscheiden auch immer noch Sponsoren aus Pharmazie und Gerätetechnik über Inhalt und Geist etlicher Fortbildungsveranstaltungen – wodurch wiederum ausschließlich das Etablierte gestärkt wird.

Immer mehr Ärzte sind inzwischen jedoch unglücklich wegen der *wenigen* wirklichen und wirksamen Fortschritte der Medizin, besonders in Bezug auf chronische Erkrankungen angeht. Die grandiosen Weiterentwicklungen spezieller Operationstechniken, die vielen Menschen das Leben retten oder wichtige Körperfunktionen wiederherstellen, können nicht darüber hinwegtrösten, dass wir an den meisten Krankheiten mehr oder weniger ratlos „herumdoktern“, bestenfalls die Symptome unterdrücken und die Patienten mit Medikamenten „einstellen“. Das ist Krankheitsverwaltung, aber keine Heilung.

Darüber hinaus – oder gerade *wegen* dieses Denkens? – steuert das gesamte Gesundheitssystem auch *wirtschaftlich* geradewegs auf einen Schiffbruch zu, nämlich indem die „Kostenfässer“ explodieren. Obwohl der rechtzeitige Absprung in Alternativen die Rettung bedeuten könnte, halten die Steuerleute krampfhaft am alten Kurs fest und ummanteln die gefährlichen Fässer mit Budgetierungen und Scheinreformen.

Zugegeben, ein solcher Ozeanriese kann nur träge den Kurs ändern. Vielen aber wäre gedient, wenn der Ausstieg der Mannschaft erleichtert würde, anstatt sie zunehmend unter Druck zu setzen. Das hieße, *mehr* statt weniger (Be-)-Handlungsfreiheit für Ärzte. Dass die extrem gestressten Ärzte keinen weiteren Sturm verkraften, wenn die Wogen derart hoch schlagen, dass viele sich ohnehin kaum über Wasser halten können, kann ich allzu gut verstehen.

Etliche Ärzte und andere Therapeuten sehnen sich nach Auswegen, auch jenseits der etablierten Strukturen. Aber schon allein der Kampf um Akkreditierungspunkte und rigide Weiterbildungspflichten verhindern den Blick auf weitere Möglichkeiten. Unter Druck und im Stress bleibt wenig Gelegenheit, innezuhalten und aus höherer Perspektive nach Neuland Ausschau zu halten. Man wagt sich kaum in den Mastkorb, sondern klammert sich an das, was man kennt. Und für Ärzte ist das nun einmal die „Schulmedizin“ – das, was für sie als erwiesen gilt.

Dennoch haben sich einige Kollegen nicht davon abhalten lassen, sich nach Alternativen umzusehen. Der Mangel an Heilungserfolgen der symptomorientierten Medizin veranlasst sie, ihr Behandlungsspektrum komplementärmedizinisch zu erweitern oder gänzlich darauf umzustellen. Immer mehr Ärzte arbeiten mit regulierenden Behandlungsverfahren wie Milieusanierungen, Elektroakupunktur nach Voll (EAV), Homotoxikologie, Neuraltherapie, Homöopathie, mit anthroposophischer oder traditioneller chinesischer Medizin (TCM), Ayurveda, Bioresonanz und Verwandtem.

Aber: Jedes dieser Therapiesysteme ist, im wahrsten (positiven) Sinn des Wortes, eine Wissenschaft für sich. Wer dauerhaft erfolgreich mit einem solchen Verfahren therapieren will, kommt nicht umhin, sich vertieft und ausführlich mit seinen Grundlagen und Prinzipien auseinanderzusetzen. Keinem dieser Regulationsverfahren wird man mit einem Schnell-Lehrgang gerecht, Instant-Homöopathie und Pauschalrezept-Akupunktur greifen nicht bei echten Gesundheitsproblemen.

Mit anderen Worten, wer sich solche Methoden wirklich aneignen will, hat eine Menge zu lernen und das ist mit dem ärztlichen Alltag kaum vereinbar. Eventuell hat man sogar schon einiges an Zeit und Geld investiert, um auf halber Strecke festzustellen, dass einem das spezielle Handwerkszeug doch nicht wirklich liegt … Schon diese *Befürchtung* hindert manche Therapeuten, die Mühe eines solchen Weges mit Zeitaufwand und Kosten auf sich zu nehmen. Erst recht dürfte das für Methoden gelten, die auf den ersten Blick schwer einzuschätzen sind, wie eben die Kinesiologie. Und wenn der Muskeltest dann auch noch als ein Instrument vorgestellt wird, das möglicherweise unser Grundverständnis von Krankheitsentstehung infrage stellt, dann überlegt mancher es sich sicherlich doppelt und dreifach, ob er einen solchen Gedanken überhaupt an sich heranlassen möchte.

## Der Muskeltest als „revolutionäres Element“ in der Medizin

Der Muskeltest als Übersetzer körpereigener Informationen verändert, wenn er analytisch-diagnostisch eingesetzt wird, deutlich mehr in einer Praxis als manche der anderen komplementärmedizinischen Methoden. Selbst wenn diese ebenfalls nicht mit gängigen medizinischen Paradigmen übereinstimmen, lassen sie sich doch recht problemlos integrieren. Akupunktur und Homöopathie zum Beispiel „bedrohen“ das medizinische System nicht, solange sie eine Nische für Patienten mit speziellen Ansprüchen bedienen.

Es stellt die Schulmedizin nicht infrage, wenn ein Kranker *zusätzlich* akupunktiert wird oder Nahrungsergänzungskapseln schluckt.

Aber der Muskeltest könnte unser vermeintlich sicheres Wissen über Gesundheit und Krankheit infrage stellen. Seine Ergebnisse würden Zusammenhänge zwischen Umweltbedingungen und Gesundheitsstörungen aufdecken, die ganz andere Konsequenzen erfordern als die „Zugabe" komplementärer Behandlungen.

Ebenso würde der Muskeltest schonungslos aufzeigen, wie wir als Ärzte selbst die Patienten krank machen. Der Muskeltest würde uns die Augen öffnen, mit der unangenehmen Einsicht, dass viele gängige oder sogar medizinisch obligate Interventionen überhaupt erst Erkrankungen verursachen, seien es etwa überdimensionierte Impfpraktiken oder das immer noch gängige Amalgam in Zahnfüllungen oder die vorschnelle Unterdrückung banaler Infekte durch Antibiotika und Fieber senkende Mittel.

Indem sie Verursachern auf den Grund ginge, wäre die (analytische) Kinesiologie genau genommen keine *komplementäre* Behandlungsform, sondern im wahrsten Sinne des Wortes eine *alternative* Medizin. Das heißt: Ob bewusst geahnt oder unterbewusst gespürt oder noch gar nicht so betrachtet – die aufdeckend arbeitende Kinesiologie könnte dem etablierten Krankheitsverwaltungssystem geradezu „bedrohlich" werden. Ein Dorn im Auge müsste sie ihm auf jeden Fall sein.

## *Die Präsentation*

Noch einmal zur Erinnerung an den roten Faden dieses Kapitels: Es geht um die Frage, warum Kinesiologie kein wirklich gutes Image in der Öffentlichkeit hat, auch im Vergleich zu anderen alternativmedizinischen Methoden. Das Ansehen einer Methode hängt vom Interesse und der Bereitschaft der Angesprochenen ab, aber auch von der Art und Weise, wie sie präsentiert wird, wobei dem Punkt der Begegnung zwischen Repräsentanten und Adressaten eine spezielle Bedeutung zukommt. Die typischen Kontaktstellen habe ich bereits erwähnt.

Solange die Erfolgsberichte der Kinesiologie nicht mit Fakten untermauert werden können, werden sie oft Zufällen zugeschrieben und können allein nicht überzeugen. Erklärungsmodelle werden bereits vereinzelt angeboten, aber kaum aus einem Guss. Selbst gute Hypothesen nützen nichts, wenn ihre Vertreter nicht die richtige „Eintrittskarte“ haben, nämlich ein angemessenes Auftreten hinsichtlich Situation und Anwendung der Methode – und die geeigneten Worte.

Selbst wenn man mal von unseriösen oder unbedachten Präsentationen des Muskeltests absieht, wie ich sie oben beschrieben habe, reagieren etliche Adressaten eher ablehnend auf eine Methode, für die mit unbeholfenen Worten um Erklärungen gerungen wird. Ich muss gestehen, dass es auch mir gerade in den ersten Jahren meiner Arbeit mit dem Muskeltest schwerfiel, ihn einigermaßen stimmig und elegant zu vermitteln. Und um in meiner Praxis dem Muskeltest eine akzeptierte „Eintrittskarte“ zu verschaffen, habe ich mich in meiner weiteren Arbeit immer mehr um reflektierte, exakte und verständliche Ausdrucksweise bemüht. Ich weiß nicht mehr, wie viele Patientenratgeber, Informationsblätter, Zeitungsartikel, Kursbroschüren und Vorträge ich verfasst habe, wie oft ich die Texte umgeschrieben und an Aussagen gefeilt habe, bis ich mir heute zutrauen kann, in fast jeder Situation und vor fast jedem Publikum etwas zum Muskeltest zu sagen, was ihn nachvollziehbar macht. Aber trotz des langen „Trainings“ fühle ich mich damit keineswegs fertig.

Warum aber müssen wir überhaupt (etwa als Therapeuten) den Test „erklären“? Die Klienten oder Patienten verlangen doch auch nicht nach einer Einführung in die Akupunktur oder Homöopathie?! Warum gerade beim Muskeltest? Einige Gedanken dazu:

- Der Klient/Patient ist hier aktiv an der Methode beteiligt, er muss bewusst mitmachen, zumindest, indem er den Arm hält; also sollte er auch prinzipiell verstehen, worum es da geht.
- Der Proband erlebt beim Testen an seinem eigenen Körper Reaktionen, die ihn überraschen und sogar erschrecken könnten; ohne ein paar einführende Worte könnte es ihm geradezu unheimlich vorkommen, dass eine „unbekannte Macht" in ihm die Muskelreaktionen steuert.
- Der Muskeltest bringt Informationen aus dem Un(ter)bewussten des Patienten ans Tageslicht – er hat ein Recht darauf, seine eigene Informationsquelle zu „hören".
- Den Muskeltest mitzuvollziehen fördert die Kooperationsbereitschaft in Bezug auf die Konsequenzen aus dem Testergebnis.
- Egal, wie jemand zu Homöopathie oder Akupunktur steht – gehört hat er in der Regel schon davon; das ist beim Muskeltest längst nicht immer der Fall.
- Etwas *erklären* zu können heißt, dass man es *verstanden* haben muss. Wenn der Muskeltest etwas ist, was man grundsätzlich verstehen kann, steigt seine Chance auf Akzeptanz und Glaubwürdigkeit.

Um den Muskeltest erklären zu können, muss ich ihn also selbst so gut wie möglich verstehen. Ich kann nichts erklären, was ich nicht verstehe. Das merkte ich nicht erst in meinen Seminaren, sondern schon, als ich in der Schule mit Mathematiknachhilfe mein Taschengeld aufbessern wollte. Ich musste mich mit der Materie auseinandersetzen. Erst als ich nicht mehr Formeln auswendig lernte, sondern ihnen eine Logik abgewinnen konnte, fand ich endlich auch die passenden Worte, um sie meinen Nachhilfeschülern zu erklären. Dazu aber musste ich mich viel intensiver in die Mathematik einarbeiten, als nur zu wissen, *wie* ich eine Gleichung löse. Die Belohnung für mein neues Denken war nicht nur, dass sich auch meine eigene Mathezensur verbesserte, sondern vor allem, dass Mathematik mir mehr und mehr Spaß machte.

Für den Muskeltest gilt das nicht weniger: Um ihn zu verstehen und erklären zu können, um ihn nach außen zu vertreten, muss ich mich ebenfalls hineinknien – und das Erfreuliche ist, dass man den Muskeltest tatsächlich durchaus logisch begreifen kann.

Alle diese Überlegungen führen mich zu dem Schluss, dass wir dem Muskeltest in der Öffentlichkeit nichts Gutes tun, wenn wir ihn ohne sinnhafte Einbindung als Sensationsmasche präsentieren.

Das Bemühen, den Muskeltest wegen der Schwierigkeiten der Vermittlung besonders zurückhaltend und umsichtig zu benutzen, schlägt aber leider oft in das Gegenteil um, nämlich in die Scheu, den Test überhaupt einzusetzen. Ich kenne einige Ärzte, die vom Potenzial des Muskeltests überzeugt sind und seine Anwendung beherrschen, ihn in ihrer Praxis aber nicht anzubieten wagen, weil sie befürchten, keine passenden Worte zu finden und sich so vor den Patienten zu blamieren. Mein Ziel ist daher, dass wir uns frei und kompetent fühlen, den Muskeltest nach außen zu vertreten.

*

## *In Kürze für Eilige:*

*Das Image der Kinesiologie in der Öffentlichkeit leidet insbesondere unter einem unreflektierten und unverständigen Umgang mit dem Muskeltest. Dazu gehören vor allem Showeffekte und missbräuchliche Anwendung.*

*Erschwert wird die Akzeptanz der Methode dadurch, dass mehrere Phänomene beim Muskeltesten befremdlich und/oder wissenschaftliches Neuland sind. Wer nicht versteht, was er tut und worauf das beruht, der wird sich schwertun, es anderen glaubhaft zu vermitteln.*

# Problemzonen

## *Der rote Faden:*

*Wie Irrtümer zu Erkenntnis, Verwirrungen zu Klarheit und Holzwege zum Ziel führen können – es geht darum, gute Hypothesen zu finden!*

*

„Die erste Hürde ist die schwerste", könnte man vermuten, wenn man dem Muskeltest zum ersten Mal begegnet. Zum Glück trifft das für viele Interessenten zu, vielleicht, weil sie (wie auch ich damals) schon ein wenig der Faszination dieses ungewöhnlichen Instrumentes erliegen und trotz mancher Widrigkeiten weitergehen. Und viele finden dann hinter dieser ersten Hürde ein üppiges Neuland mit beeindruckenden Erfahrungen.

Aber auch dann, wenn wir tiefer in das kinesiologische „Land der unbegrenzten Möglichkeiten" vordringen, finden wir nicht nur gangbare Wege. Wir müssen auch dann noch einiges an Dickicht durchqueren, landen eventuell auf Holzwegen oder bleiben an Stolpersteinen hängen.

Was uns dann bei näherer Bekanntschaft mit der Kinesiologie begegnen kann, das lässt sich nicht systematisch an *einem straff gespannten* roten Faden verfolgen. Wie schon in der Einführung angekündigt, werde ich eher *verschiedene* Fäden „auseinanderdröseln" und nebeneinanderlegen: Eindrücke und Erfahrungen mit Begegnungen, Gedanken und Hinweise.

Auf den nachfolgenden Seiten erwartet Sie keine Auseinandersetzung mit Einzelfakten der Methodik. Der Zweck dieses Kapitels ist nicht, für ein Richtig oder Falsch, ein Besser oder Schlechter zu argumentieren, sondern mit einer „Weitwinkelaufnahme" zunächst viele Facetten zu erfassen, die zum Hingucken anregen wollen. Aber keine Sorge, am Ende steure ich durchaus ein „Happy End" an, bei dem aus den losen Fäden ein haltbares Seil geknüpft werden kann.

## *Irrungen und Wirrungen*

Viele alternativmedizinische Methoden werden skeptisch betrachtet, aber kaum eine zieht mit der Kinesiologie gleich hinsichtlich verworrener Vorstellungen in der Öffentlichkeit. Nehmen wir zum Vergleich die Homöopathie: Auch sie ist umstritten, aber letztendlich lassen sich alle Einwände auf *einen* Punkt zusammenführen, nämlich auf die Frage, wie etwas auf den menschlichen Organismus wirken kann, was keine Wirkstoffe enthält.

Anders bei der Kinesiologie: Nicht nur, dass sich bei ihr gleich *mehrere* – wissenschaftlich gesehen – *ungewöhnliche Phänomene* zeigen; zudem wird das Außenbild auch noch verzerrt durch unerklärte *Widersprüche innerhalb* ihrer Lehren.

Nicht nur in meiner eigenen Praxis, sondern auch bei anderen Therapeuten entwickelten sich viele Elemente des ursprünglich Gelernten in veränderter Form weiter, was ja im Sinne von Evolution fruchtbar und wünschenswert ist. Etwas zu modifizieren, zu ergänzen oder vielleicht auch zu reduzieren dient der Vielfalt und bedeutet für sich gesehen kein Problem. Das entsteht erst dann, wenn sich solche Abwandlungen nicht nur *unterscheiden*, sondern einander *widersprechen* oder gegenseitig ausschließen.

Nicht nur in meiner eigenen praktischen Erfahrung stieß ich auf Fakten, die sich nicht mit dem Gelernten vertrugen oder gelernte „Gesetzmäßigkeiten“ sogar widerlegten. Ebenso stolperte ich bei anderen Kursleitern oder in Vorträgen über „Wahrheiten“, die andere Wahrheiten ausschlossen:

### *Widersprüche*

Bei *einer* Kursleiterin funktioniert der Muskeltest (nach ihrer Aussage) nur dann, wenn dabei die Beine überkreuzt werden (– „damit sich die Meridiane *berühren*“). Bei den meisten anderen funktioniert er gerade dann *nicht*, wenn sie überkreuzt werden (– „weil sich die Meridiane *nicht berühren* dürfen"). In meiner eigenen Arbeit erscheint es mir *gleichgültig*, ob sie sich überkreuzen oder nicht ...

Für einen weiteren Kursleiter äußert sich Wassermangel darin, dass der Arm auch bei Negativreizen stark bleibt – bei anderen kann der Muskel bei Wassermangel erst gar nicht *halten* (– was mir „physio-logischer" erscheint!).

Die einen behaupten, dass der Muskeltest nur nach einer Vorabbalancierung korrekte Befunde liefere, bei anderen tut er das auch ohne Balance.

Bei den einen funktioniert der Muskeltest nur, wenn der Proband seine Quarzuhr abnimmt, bei den anderen stört sie nicht.

Manche Kinesiologen meinen, *nicht* an gestörten Lebensmustern von Klienten arbeiten zu können, solange Letztere noch Amalgam im Körper trügen; andere haben trotz Amalgam phänomenale Erfolge.

Die einen bekommen angeblich nur dann korrekte Resultate, wenn beim Ausatmen, bei geschlossenen Augen, mit oder ohne Blickkontakt oder im Stehen getestet wird; bei anderen spielt das alles keine Rolle.

Das Verrückte dabei ist: Wenn Kursleiter (oder Anwender aus deren „Schule") im Sinne einer solchen Behauptung arbeiten, lassen sich diese Behauptungen innerhalb ihres Systems sogar belegen!

Bei aller Faszination der Kinesiologie und bei aller Anerkennung für ihre Pioniere und Vertreter: Wäre mir Derartiges schon vor meiner intensiveren Bekanntschaft mit dem Muskeltest begegnet, dann wäre aus dieser Bekanntschaft vermutlich keine große Liebe geworden. Ich wäre heute wohl kaum eine Befürworterin der Kinesiologie, wenn ich Ähnliches erlebt hätte wie zwei Therapeutinnen aus einer meiner Arbeitsgruppen:

### *Enttäuschung 1*

Zu einem meiner Seminare meldete sich eine erfahrene und erfolgreiche Heilpraktikerin an, um mit der Kinesiologie ihr Therapierepertoire zu ergänzen. Im Kurs wirkte sie anfangs extrem reserviert, sodass ich mich fragte, was sie eigentlich in unser Seminar geführt hatte.

Im Laufe des Kurses erfuhren wir den Grund ihrer Zurückhaltung: Sie hatte bereits zwei Kinesiologieseminare besucht und meinte, eigentlich sei diese Methode für sie „gestorben", aber eine Kollegin hätte sie dann noch zu diesem letzten Versuch überredet.

Sie berichtete, dass sie an den beiden Wochenenden nichts vom Muskeltest, auf den es ihr ankam, gelernt habe – nur Muskelkater habe sie von dem „Kräftemessen" mit nach Hause genommen und sie sei fast an einer „Wasservergiftung" gestorben, so viel habe sie trinken müssen. Während der gesamten Kurstage seien nicht ein einziges Mal eindeutige und überzeugende Testergebnisse zustande gekommen, weder bei den Kursteilnehmern untereinander noch beim Testen durch die Kursleiterin.

Dafür hätte diese dann unterschiedlichste Störungen verantwortlich gemacht, angefangen von Wassermangel und emotionalen Blockierungen bis hin zu einer Halskette, der Quarzuhr, den Kleidungsetiketten oder „negativen Energien", die von Personen außerhalb des Kurses auf das Ergebnis einwirkten. Am Ende sollte es gar der Raum gewesen sein, der einfach für das Muskeltesten ungeeignet sei.

Die Heilpraktikerin konnte keine Linie und keine Basis für die Anwendung des Muskeltests herausfinden. Sie hatte sich nur verwirrt gefühlt und sah nichts Überzeugendes, was sie für sich oder ihre Praxisarbeit hätte mitnehmen können.

Kurz zur Erinnerung: Das Entfernen verschiedenster „Störelemente“ vor dem Muskeltesten ist überflüssig, da das Körpersystem (Reizwahrnehmung plus neuromuskuläre Reaktion) an *jeden* Reiz *adaptiert.* „Wassermangel“ ist nach meiner Erfahrung oft eine Ausrede für inadäquate Testtechnik. Ebenso kann falsche Testtechnik „Blockaden“ vortäuschen (dann gibt der Arm auch bei einem Negativreiz nicht nach) – die andererseits aber auch eine gesunde Abwehr gegen unstimmiges Auftreten des Testenden signalisieren können …

### *Enttäuschung 2*

Die Zahnärztin Dr. XX hatte drei Wochenendkurse bei einem Kinesiologieausbilder (Instructor) hinter sich, die ihr die Grundlagen des Touch for Health vermitteln sollten, sozusagen das ABC der klassischen Kinesiologie.

Frau Dr. XX durfte in ihrem ersten Seminar sogleich die praktische Anwendung des Tests an sich selbst erleben. Sie war Demonstrationsobjekt des Seminarleiters XY, eine ideale Chance zur Selbsterfahrung. Allerdings musste Herr XY feststellen, dass Dr. XX zu diesem Zeitpunkt zunächst nicht getestet werden *konnte*, da ihr „Gehirncomputer gestört“ sei.

So erlebte sie an sich selbst, welch vielfältige Maßnahmen ergriffen werden können, um den angeblich nicht intakten Gehirncomputer wieder flott zu machen. Allerdings verstrich damit das gesamte Seminarwochenende, ohne dass der eigentlich beabsichtigte Test des Körpersystems zustande kam, und am Schluss versprach Herr XY, sie beim nächsten Mal erneut zu testen.

Auch beim zweiten und dritten Seminar wurde der Zahnärztin (und den übrigen Kursteilnehmern) demonstriert, dass sie weiterhin nicht testbar sei. Immer noch fand der Seminarleiter an ihr allerlei Testblockaden, die den eigentlichen Test, nämlich ein systemisches Check-up, verhinderten – bis zum Ende des dritten Wochenendkurses.

Die erste Folge davon war, dass Frau Dr. XX völlig verstört über das Ausmaß ihrer Blockaden nach Hause fuhr; die zweite war eine herbe Enttäuschung über die vielversprechende Kinesiologie.

Einige Zeit später begegnete ihr eine andere kinesiologische Ausbildung mit einem für sie logischen und verständlichen Ansatz; sie erlernte das Instrumentarium schnell und arbeitet seitdem in ihrer Praxis äußerst erfolgreich mit dem Muskeltest.

Die Unsicherheit, die sich hinter solchem Verhalten von Testern oft verbirgt, ist mir nur allzu vertraut. Ich möchte Ihnen hier kurz von meiner eigenen – vielleicht typischen – „Unsicherheitskarriere" berichten, um dann Lehren daraus zu ziehen. Vielleicht erkennen Sie dabei schmunzelnd die eine oder andere Situation wieder, die auch Ihnen schon begegnet ist – in der Kinesiologie oder auch im Leben ganz allgemein …

## *Eiertänze auf dem Hochseil*

Meine Unsicherheit hinsichtlich der Kinesiologie durchschaute ich anfangs selbst nicht, weil erstaunlich vieles gut funktionierte. Rückblickend erkenne ich sie jedoch gut, die Unsicherheiten, und heute finde ich sie nur allzu verständlich.

In meiner unbedarften Begeisterung der Anfangsjahre fühlte ich mich schon recht früh berufen, mein Wissen über die Möglichkeiten des Muskeltestens an andere Interessierte weiterzugeben.

Dementsprechend waren meine ersten Kurse (abgesehen von meinem ernsthaften Anliegen einer klaren Struktur und sachlicher Information) begleitet von der Faszination des Sensationellen. Die fantastischen Effekte übertönten die wenigen kritischen Fragen derjenigen, die mehr theoretisches Fundament wünschten.

Wenn Irritationen auftauchten oder hartnäckige Fragen doch nicht weichen wollten, hielt ich mich an die Erklärungen, die mir aus meiner eigenen Ausbildung und aus Büchern vertraut waren. Allerdings merkte ich schon das eine oder andere Mal, dass ich „ins Schwimmen" kam. Da ich aber den Kurs und die Methode retten wollte, rettete ich erst einmal mich selbst, indem ich auswich. Von Überheblichkeit über Ablenkung bis zu seriösem „So-tun-als-ob" (in der Hoffnung, dass niemand merkte, dass ich mit vielen Worten eigentlich nichts Greifbares sagte), hatte ich bald das gesamte Spektrum von Nichtauthentizität durchexerziert.

Ich ertappte mich zunehmend dabei, dass ich Gelerntes oft nachplapperte, ohne die Materie wirklich durchdrungen zu haben; ich klebte sozusagen Sprechblasen über mein Nichtwissen, indem ich Begründungen zitierte, die sich nicht einmal mit meinen eigenen Praxiserfahrungen deckten. Immer mehr fühlte ich mich in das Märchen „Des Kaisers neue Kleider" versetzt und sah mich des Kaisers Schleppe tragen. Warum wagte ich damals nicht einfach (wie das Kind in dem Märchen) zu sagen, dass der Kaiser nackt sei, das heißt, dass ich schlichtweg nicht *wusste*, was beim Muskeltesten im Einzelnen passiert?

Eine Frage, die immer wieder gestellt wurde, war die, warum der Muskeltest überhaupt funktioniert. Meine „Sprechblase" entnahm ich dem, was ich in meiner Ausbildung gehört hatte, obwohl ich mich damit längst unbehaglich fühlte:

John Diamond schrieb in seinem Buch *Leben als Cantillation*, dass der Muskeltest funktioniere, weil der (von ihm üblicherweise getestete) Deltamuskel am Oberarm dem Lungenmeridian zugeordnet sei. Wenn Stress auf den Organismus wirke, werde über die

Atmung weniger *Chi* (= Lebensenergie) aufgenommen, was die Schwächung des Deltamuskels zur Folge habe.

Auf diese Erklärung berufen sich manche Kinesiologen auch heute noch, obwohl inzwischen längst bekannt ist, dass alle anderen Muskeln des Skelettsystems ebenso reagieren und zum Stressnachweis benutzt werden können. Das heißt, die Stresseinwirkung beschränkt sich nicht auf den Lungenmeridian …

Zunehmend musste ich mir eingestehen, dass viele kritische Fragen und Kommentare meiner Zuhörer durchaus berechtigt waren. Erst durch sie und durch unerklärliche Testergebnisse bemerkte ich überhaupt, wie wenig ich bis dahin verstanden hatte. Wollte ich eine verantwortungsbewusste Ausbilderin sein, musste ich also erst einmal selbst „nachsitzen" in Sachen Kinesiologie. So waren die Fragen und die Skepsis meiner „Schüler" die beste Herausforderung, den Dingen tiefer auf den Grund zu gehen.

Doch wo sollte ich angesichts der Komplexität der Kinesiologie ansetzen? Mein erstes Problem in Vorträgen und Kursen war, zu vieles gleichzeitig darstellen oder beantworten zu müssen – die Vielfalt von Wechselwirkungen, Korrekturen, Testarten, Arbeitsmaterialien … Wegen der Fülle der Einzelaspekte verlor ich schnell den Überblick. Also musste ich Prioritäten setzen.

An vorderer Stelle stand für mich die Irritation über methodische Regeln, die sich sowohl „beweisen" wie auch widerlegen lassen. Was war denn nun wirklich *unabdingbar* in der Kinesiologie? Ich erlebte in der Menge von Anwendungsrichtlinien alle Spielregeln gleichrangig, sodass mir die Essenz entging. Ich wünschte mir eine Ordnung, um das Wesentliche zu erkennen.

Darüber hinaus durchschaute ich im kinesiologischen Lehrstoff nicht, was wissenschaftlich oder empirisch gesichert war, was eine (anerkannte) Hypotheseoder ein gängiges Denkmodell war oder wo eine subjektive Deutung angeboten wurde.

## *Kinesiologie oder Muskeltest?*

Ich blickte auf meinen Ausgangspunkt zurück und fragte mich einerseits, was ich selbst zu Beginn meiner kinesiologischen Ausbildung *gesucht* hatte, und andererseits, was denn in der Regel die Motivation meiner Kursteilnehmer war. Die Antwort lautet: „Fundiert testen lernen". Genau genommen suchten und suchen viele den Muskeltest (nur) als *Untersuchungsinstrument.* Was sie mitbekommen, ist aber die Kinesiologie, deren Bestandteil er ist.

Es kostete mich einige Jahre Praxiserfahrung, bis mir allmählich klar wurde, dass Muskeltest und Kinesiologie nicht deckungsgleich sind. Sie sind vielleicht nur neugierig auf den *Muskeltest*, finden ihn aber meist unlösbar verschmolzen mit einer komplexeren kinesiologischen Methodik.

Aus diesem Blickwinkel biete ich hier folgende Thesen oder Anregungen zum Nachdenken an, ohne sie schon im Einzelnen zu belegen. In den nachfolgenden Kapiteln wird sich erschließen, was gemeint ist.

- Kinesiologie ist eine Methode. – Der Muskeltest ist keine Methode, sondern ein Arbeitsinstrument.
- Die Kinesiologie benutzt den Muskeltest – der Muskeltest ist aber auf die Kinesiologie nicht angewiesen.
- Manche Irritationen entstehen, wenn der Muskeltest ausschließlich in Kombination mit der Kinesiologie gesehen wird.
- Die Kinesiologie vermittelt Anwendungsregeln, die methodisch *nützlich* sind, aber *nicht notwendig* für erfolgreiches Muskeltesten.
- Der Muskeltest unterliegt Gesetzmäßigkeiten, die selbst von Anwendern der Kinesiologie nicht immer berücksichtigt werden.

Vielleicht ist es den beiden Kursteilnehmerinnen, von denen ich berichtet habe, ebenso ergangen wie mir: dass sie den *Muskeltest* wollten, ihn aber nur „in Kinesiologie verpackt" bekamen.

Somit klärt sich schon einmal eines der Missverständnisse, die für Außenstehende irritierend sein mögen:

*Viele „Spielregeln“ gelten für die Kinesiologie als Methodik, nicht aber für den Muskeltest als solchen.*

## *Hypothesen*

Wozu es führt, wenn man Deutungen aus Einzelbeobachtungen zu Gesetzmäßigkeiten erhebt, das zeigt – fernab von der Kinesiologie – ein Experiment, das der Psychologieprofessor Alex Bavelas an der *Stanford University* durchgeführt und der Kommunikationsforscher Paul Watzlawick in seinem Buch *Wie wirklich ist die Wirklichkeit?* beschrieben hat (München 1976, S. 61 ff.). Ich gebe es hier leicht gekürzt wieder:

### *Richtig oder falsch?*

„In einer Versuchsserie sitzen jeweils zwei Versuchspersonen, A und B, vor einem Projektionsschirm. Zwischen ihnen ist eine Trennwand, sodass sie sich gegenseitig nicht sehen können, und es wird ihnen außerdem zur Auflage gemacht, nicht miteinander zu sprechen. Beide haben vor sich je zwei Drucktasten mit der Bezeichnung „gesund“ und „krank“ sowie zwei Signallämpchen mit der Aufschrift „richtig” beziehungsweise „falsch“. Der Versuchsleiter projiziert nun eine Reihe von Mikrodiapositiven von Gewebezellen, und es ist die Aufgabe der Versuchspersonen, durch Versuch und Irrtum die gesunden von den kranken Zellen unterscheiden zu lernen. Sie werden aufgefordert, zu jedem Bild durch Drücken des betreffenden Knopfs ihre (individuelle) Diagnose bekannt zu geben, worauf sofort das Lämpchen „richtig” oder „falsch” aufleuchtet.

Diese scheinbar sehr einfache Versuchsanordnung hat aber ihre geheimen Tücken: A enthält stets die zutreffende Antwort auf seine Diagnose, das heißt, das Aufleuchten des betreffenden Signals teilt ihm mit, ob er das betreffende Diapositiv richtig oder falsch diagnostizierte. Für ihn besteht das Experiment also im verhältnismäßig einfachen Erlernen einer ihm bisher unbekannten Unterscheidung durch Versuch und Irrtum; und im Verlauf des Versuchs erlernen die meisten A-Personen bald, gesunde von kranken Zellen mit einer Verlässlichkeit von etwa 80 Prozent zu unterscheiden.

B's Situation dagegen ist eine ganz andere. Die Antworten, die er erhält, beruhen nicht auf seinen eigenen Diagnosen, sondern auf denen A's. Es ist daher völlig gleichgültig, wie er ein bestimmtes Diapositiv einschätzt. Er erhält die Antwort „richtig", wenn A den Gesundheitszustand der betreffenden Zelle richtig errät; wenn A dagegen sich irrt, erhält auch B die Antwort „falsch", ungeachtet der Diagnose, die er selbst stellt. B weiß das aber nicht, er lebt in einer „Welt", von der er annimmt, dass sie eine bestimmte Ordnung hat und dass er diese Ordnung entdecken muss. .... Er sucht also nach einer Ordnung, die zwar besteht, ihm aber nicht zugänglich ist.

A und B werden nun ersucht, gemeinsam zu besprechen, welche Grundsätze für die Unterscheidung zwischen gesunden und kranken Zellen sie entdeckt haben. A's Erklärungen sind meist einfach und konkret. B's Annahmen dagegen sind subtil und komplex – schließlich gelangte er ja zu ihnen aufgrund sehr dürftiger und widersprüchlicher Mutmaßungen. Das Erstaunliche ist nun, dass A die Erklärungen B's nicht einfach als unnötig kompliziert oder geradezu absurd ablehnt, sondern von ihrer detaillierten Brillanz beeindruckt ist. Beide wissen nicht, dass sie buchstäblich über zwei verschiedene Wirklichkeiten sprechen, und A kommt daher zur

Ansicht, dass die banale Einfachheit seiner Erklärungsprinzipien der Subtilität von B's Diagnosen unterlegen ist. Das bedeutet aber nicht mehr und nicht weniger, als dass B's Ideen für A umso überzeugender klingen, je absurder sie sind. (Diese ansteckende Wirkung von Täuschungen und Wirklichkeitsverzerrungen ist auch außerhalb der Laboratorien der Kommunikationsforscher nur zu gut bekannt.)

Bevor sich A und B einem zweiten, identischen Test unterziehen, werden beide ersucht, anzugeben, ob A oder B bei diesem Test besser abschneiden wird als bei seinem ersten. Alle B's und die meisten A's vermuten, dass es B sein wird. Dies ist tatsächlich der Fall, da A nun zumindest einige von B's abstrusen Ideen übernommen hat und seine Vermutungen dementsprechend unrichtiger sind als beim ersten Mal.

Die Lehre, die sich aus B's Dilemma in diesem Versuch ziehen lässt, geht weit über ihre experimentalpsychologische Bedeutung hinaus. Sobald einmal das Unbehagen eines Desinformationszustands durch eine, wenn auch nur beiläufige Erklärung gemildert ist, führen zusätzliche, aber widersprüchliche Informationen nicht zu Korrekturen, sondern zu weiteren Ausarbeitungen und Verfeinerungen der Erklärung. Damit aber wird die Erklärung „selbst-abdichtend", das heißt, sie wird zu einer Annahme, die nicht falsifiziert werden kann."

So vermute ich, dass auch im Umgang mit dem Muskeltest schon das eine oder andere Mal aus Erklärungsnotstand kompliziert oder umständlich und manchmal sogar spitzfindig bis falsch argumentiert wird, zumal wenn sich noch keine eindeutigen, stimmigen Erkenntnisse anbieten. Zumindest kann ich nur so das Verhalten der Kursleiterin erklären, die die Gründe der „Nichttestbarkeit" verzweifelt auf Kleidungsetiketten und „schlechte Raumenergien" schob.

Setzen sich umständliche oder gar abstruse Deutungen erst einmal *durch*, dann setzen sie sich auch *fest*. Aufgrund ihrer Komplexität sind sie schwer zu durchschauen, und wenn sie dann noch auf die menschliche Bereitschaft treffen, Kompliziertes für glaubwürdiger zu halten als Einfaches, gibt es kaum einen Grund, sich weitere Gedanken zu machen. Überhaupt werden ja in sich geschlossene Systeme selten intern hinterfragt – siehe die Erklärung von John Diamond zum Funktionieren des Muskeltests.

Ich könnte mir gut vorstellen, dass eine im Rückblick eher skurrile Erfahrung aus meiner kinesiologischen Frühzeit möglicherweise nach dem „Bavelas-Prinzip“ entstanden ist:

### *Eine „Virusepidemie“*

Einige Zeit nach meiner Kinesiologieausbildung nahm ich an einem Anwendertreffen für Fortgeschrittene teil. Dort erfuhren wir von einer sensationellen Entdeckung, nämlich dass der Muskeltest durch ein sogenanntes Virus gestört sein kann – sozusagen ein Vorläufer des Computervirus, wie es in späteren Jahren sein Unwesen trieb. Dieses Virus hielt für Erklärungen her, wenn zwar etwas im Test unstimmig oder wirr ablief, sich aber nicht durch die bekannten Vorabbalancierungen oder Wassertrinken korrigieren ließ. Nun war man glücklich, die Wurzel des Übels gefunden zu haben, nämlich besagtes Virus. Was es genau war, konnte nicht geklärt werden, immerhin wusste man aber schon, wie man ihm beikommen konnte.

Erfreulicherweise hatte man nämlich auch umgehend ein Gegenmittel entwickelt, nämlich ein Ritual, um dieses „Virus“ aus dem Test zu eliminieren. Somit waren wir als Anwender der Kinesiologie dankbar, auch „infizierte“, d. h. festgefahrene – Testsituationen retten zu können.

Merkwürdigerweise fand ich kurz nach dem „Virenseminar“ massenhaft derartige Störungen bei Patienten, ja, es brach geradezu eine Virusepidemie aus (– ein Beweis für Erwartungsprojektionen, die uns noch beschäftigen werden?). Ich staunte, dass ich in den Jahren zuvor niemals über diese doch so offensichtliche Störung gestolpert war. Jedoch schon nach einiger Zeit verschwand dieses Virus allmählich wieder aus meiner Praxis; ich weiß heute nicht mehr, wie es geschah, es spielte in meinen Testungen plötzlich keine Rolle mehr, es entglitt mir einfach. Nach Jahren versuche ich nun, etwas über den Verbleib dieses Virus herauszufinden. Auch andere Therapeuten konnten mir nichts darüber sagen und ich weiß nicht, ob dieses Virus in den heutigen Ausbildungen überhaupt noch vorkommt. Vielleicht ist es inzwischen durch einen Selbstheilungsprozess unschädlich gemacht worden.

Vermutlich wurde dieses Virus aus Erklärungsnot für Situationen geboren, in denen Probanden nicht testbar schienen. Was auch immer *tatsächlich* der Grund dafür gewesen sein mag, diese Erklärung kam wohl gelegen und passte prinzipiell in das System, ohne dass man grundsätzlich umdenken musste. So hatte es die Kinesiologie um etwas Kompliziertes bereichert, aber zumindest zu *meinem* Verständnis *nicht* beigetragen.

In diesem Sinne litt ich in meiner Zeit als „Kinesiologie-Lehrling“ oftmals unter „Verdauungsstörungen“, die ich später meinen eigenen Kursteilnehmern ersparen wollte. (Oder vielleicht wollte ich mir nur deren unangenehme Fragen ersparen?)

Angesichts der methodischen Fülle konnte ich damals nicht unterscheiden, was wirklich notwendig ist zum Muskeltesten und was fakultativ hinzukommt. Die klassische Kinesiologie bietet für diese Vielfalt traditionell das Bild eines Baumes an, der sich in immer weitere, unterschiedliche Anwendungsbereiche verzweigt. Dieses Bild hatte mich aber verwirrt, weil ich es so verstand, dass sich alle Modifizierungen sozusagen *aus der Kinesiologie heraus entwickelt* hätten, also generell kinesiologie*gebunden* wären.

Zwar mag die Kinesiologie grundsätzlich einmal so *gewachsen* sein, aber mir half das wenig zum Verständnis. Ein besserer Durchblick entwickelte sich für mich erst ganz allmählich, seit ich Muskeltest und Kinesiologie nicht mehr als synonym betrachtete. Mit einem Mal lockerte sich die kinesiologische Methodik und ordnete sich zu einem *neuen* Bild: zu dem der konzentrischen Kreise – im Zentrum der Muskeltest als Arbeitsinstrument, um den sich alles Weitere ansiedelt. Die erste Schicht, die sich mit ihm verbindet, ist unmittelbare kinesiologische Methodik wie etwa Regulationen und Balancen im Sinne von *Touch for Health* oder *Brain-Gym*®-Übungen. Darüber hinaus vernetzt sich die Kinesiologie mit anderen Heilverfahren und integriert deren Bausteine, beispielsweise aus der fernöstlichen Medizin (Elementenlehre, Meridiansystem, Mudras und Ähnliches) oder aus dem Neurolinguistischen Programmieren (Ankerungstechniken wie beim Verweilmodus, der kurz gesagt durch Einnehmen einer bestimmten Körperhaltung so etwas wie einen Zwischentest abgrenzt).

Die Kinesiologie expandiert, indem sie heute immer mehr andere Methoden einbezieht, oft ohne erkennbare Differenzierung, ob sich die Kinesiologie dieser Methoden *zusätzlich* bedient oder ob sie *integraler Bestandteil* kinesiologischer Arbeit sind. Hierzu gehören beispielsweise das Familienstellen, der Lüscher-Farbtest, die Physiognomik und andere.

So formte sich für mich nochmals ein *neues* Bild heraus, das die kinesiologischen Bausteine lockerer miteinander verbindet und deutlicher macht, wie sie sich mit anderen Methoden verwebt: das kinesiologische „Spinnennetz". Der Muskeltest als Spinne in einem Netz, das sie selbst webt und für das sie verschiedene äußere Haltepunkte benutzt. Dadurch gehen ihr dann einige „dicke Brocken" ins Netz ... Aus diesem Verständnis heraus war es mir leichter möglich, mich ganz auf die Erforschung der „Spinne“ zu konzentrieren, um durch sie das große Netzwerk besser zu verstehen.

Ich begann also, meine Überlegungen auf den Muskeltest zu konzentrieren, aber auch dabei stieß ich auf Stolpersteine, auf schwer Verständliches. Da mir die Anleitungen für den Muskeltest – zumal sie sehr unterschiedlich oder gar gegensätzlich waren – zum Verständnis nicht ausreichten, musste ich nach anderen Antworten suchen. Aber in welcher Weise?

Was ich brauchte, war eine grundsätzliche Hypothese, in der sich alles zusammenfassen ließ, was ich in der Praxisarbeit, in meiner Seminartätigkeit und verschiedenen Experimenten beobachtet hatte. Auch zur Kinesiologie lernte ich verschiedene Hypothesen kennen, aber keine befriedigte mich wirklich. Zumal ich den Eindruck hatte, dass die Kinesiologie in sich weitgehend geschlossen ist und damit Erklärungen für irritierende Phänomene innerhalb der eigenen Methodik sucht (wie die erwähnte Virustheorie). Das funktioniert, selbst wenn manchmal ein Proband nach langen Vorbehandlungen als „nicht testbar“ entlassen werden muss. Solange eine Arbeitsweise ein sich selbst bestätigendes System bleibt, muss sich niemand fragen, ob es auch anders sein könnte. *Wodurch* die Kinesiologie zu einem selbstbestätigenden System wird, das per Muskeltest immer wieder „bewiesen“ werden kann, wird sich im weiteren Verlauf dieses Buches über unsere mentalen Einflüsse erklären lassen.

Natürlich müssen wir nicht alles schon verstanden haben, bevor wir etwas anwenden – wie sonst sollten wir denn neue Erfahrungen machen? Erst aus den Erfahrungen können wir letztlich Schlüsse ziehen. Gerade der Einstieg in Neuentdeckungen wie die Kinesiologie erfordert Offenheit für Gedankenspiele und oft auch krause Ideen. Das „Verrückte“ als Experiment, als Impuls, als Ansporn – das erweitert unseren Blick. Der Wunsch nach sicheren Strukturen jedoch verführt zu schnell fixierten Hypothesen, und wenn diese dann in die Lehre integriert werden, ist es schwer, einen Schritt zurückzugehen und sich neuen Erkenntnissen zu öffnen.

Will man vor Interessenten wie Kritikern (und vor sich selbst) glaubwürdig dastehen, so hilft nur eins: mit der Fülle belegbarer Erfahrungen zu versuchen, die Elemente der Kinesiologie immer besser zu verstehen, und zwar durch Öffnung der Systeme, durch „grenzüberschreitenden" Austausch und Kommunikation. Wir brauchen Denkmodelle, die wir mit allen alten und neuen Erfahrungen in dieser Methode abgleichen. Solange nicht jede Eigentümlichkeit in einem solchen Modell ihren Platz findet, stimmt etwas noch nicht – ist es also noch nicht *stimmig*.

Insofern müssen Denkmodelle, besonders zu *Beginn* einer wissenschaftlichen Entdeckungsreise, ständig mit neuen Beobachtungen abgeglichen und kritisch überprüft werden – und gegebenenfalls angepasst oder sogar wieder fallen gelassen werden. Wissenschaftlich gesehen bleibt eine Hypothese gültig, bis sie widerlegt wird, und sie wird widerlegt, sobald eine neue Entdeckung nicht zu ihr passt. Um sie *erhärten*, kann uns eigentlich nichts Besseres passieren, als Skeptikern zu begegnen oder auf Widersprüchliches zu stoßen und dadurch die Modelle zu überarbeiten, bis alles passt.

Die praktischen Erfahrungen, die ich in meiner Arbeit mit dem Muskeltest gemacht habe und die in einigen Belangen von der erlernten Kinesiologie abwichen, möchte ich im Folgenden vorstellen.

*

## *In Kürze für Eilige:*

*Die klassische Kinesiologie bietet Anwendungsvorschriften an, mit denen der Muskeltest gut funktioniert. Der Muskeltest funktioniert aber ebenso gut – entgegen mancher Lehrmeinung – auch nach anderen Spielregeln.*

*Es gibt mancherlei Gründe in der Entwicklung der Kinesiologie, aber vor allem auch in menschlichen Denkstrukturen, die die Entstehung scheinbar unumstößlicher Regeln erklären.*

*Einige Differenzen in der Auffassung der Kinesiologie basieren vermutlich auf unterschiedlichem Verständnis der Methode. Wir müssen also nach einem tieferen Verständnis suchen, um einer gemeinsamen Wahrheit näher zu kommen und um (scheinbare) Widersprüche auf einer Basis zu vereinen, die verschiedene Anwendungsformen nicht ausschließt.*

# Die „Spielregeln“ meiner Arbeitsweise

## *Der rote Faden:*

*Wie ich auszog, die Kinesiologie zu erlernen, sie mit auf eine Insel nahm, die Hälfte vergaß und dennoch oder gerade deshalb zu einem sinnvollen Ergebnis kam*

*

Mein erstes Vorbild in der Kinesiologie war der Heilpraktiker, der meinen Mann in einem Chirotherapie-Seminar mit dem Muskeltest überraschte. Er testete dort die optimalen Behandlungsschritte und konnte damit erstaunlich leicht und schmerzfrei die verschobenen Wirbelkörper der Patienten wieder einrenken, sodass mein Mann mir begeistert von diesem Therapeuten und natürlich von seinem merkwürdigen Arbeitsinstrument, dem Muskeltest, erzählte. Dieser Heilpraktiker, den ich wenig später selbst kennenlernte, überzeugte mich; er arbeitete klar, systematisch und logisch nachvollziehbar. Er war für mich vertrauenswürdig, bei ihm habe ich Feuer gefangen.

Dieses Feuer brauchte Nahrung, das heißt, eine solide Ausbildung. Ich lernte die klassischen Grundbausteine der Kinesiologie wie *Touch for Health*, *Brain-Gym®*, *3-in-1-Concepts, Tools of the Trade* und einiges mehr, was damals im Angebot war. Ich ging offen und gelehrig durch die Kurse; allerdings entstanden in meinem Kopf auch häufig Fragezeichen. So hoffte ich auf Klärung durch praktische Erfahrung.

Damit war es aber gar nicht so einfach in meiner großen Praxis als Land- und Hausärztin. Ich war voll im Einsatz, manchmal mit Tag- und Nacht- und Wochenenddienst, und „nebenher“ gab es auch noch das Familienleben. In diesen vollen Alltag zusätzlich noch komplexe neue Behandlungsmethoden zu integrieren, das war völlig unmöglich.

## Startprobleme

Lange scheute ich vor dem praktischen Einsatz des Muskeltests in meiner Praxis zurück. Erst als ich von einer Patientin in einer schweren Gesundheitskrise geradezu gedrängt wurde, sprang ich beherzt ins kalte Wasser. Allerdings hatte ich vieles von dem Gelernten fast wieder vergessen und fand mich nur schwer zurecht. In meiner Erinnerung wollte sich nichts richtig sortieren, ich fühlte mich verwirrt und fand nicht den roten Faden beim Testen. Eigentlich stand immer nur der Muskeltest vor meinem inneren Auge, wie ich ihn bei dem Heilpraktiker aus dem Chirotherapie-Seminar kennengelernt hatte, bei dem ich mir im Laufe der Zeit einiges abgesehen hatte, das aber der einst gelernten Kinesiologie recht unähnlich war.

Kurz gesagt waren es also Zeitnot, schlechtes Gedächtnis und Mangel an Übung einerseits sowie fremde Impulse andererseits, die meinen Umgang mit der Kinesiologie veränderten. Dennoch wurden die Ergebnisse meiner Arbeit von Mal zu Mal stimmiger, der Testablauf sicherer und flüssiger, die daraus resultierenden Behandlungen erfolgreich und die Patientinnen zufrieden – konnte da etwas falsch sein?

Während sich ganz ohne Absicht meine Erinnerungen an immer mehr ursprünglich erlernte Komponenten der Kinesiologie verloren, plagte mich gelegentlich das „schlechte Gewissen“, weil ich mich nicht mehr an die erlernten Regeln hielt. Es wirkte hervorragend – nur traute ich mich nicht, konventionellen Kinesiologen von meinen Erfahrungen zu berichten.

## Ent-wicklungs-geschichte

So machte ich weiter mit dem Muskeltest à la Keding. Ich arbeitete frappierend effektiv und war froh, über meinen eigenwilligen Umgang keine Rechenschaft ablegen zu müssen. Dank fehlender „Korrekturen“ von anderen Kinesiologen hatte meine Arbeit Eigenleben entwickelt. Auf meiner „Insel“ (= geschlossenes System!) gab es keinen Anlass, meine Vorgehensweise zu hinterfragen oder zu ändern, ich war Herrscherin im eigenen Reich. So konnte sich über Jahre hinweg „meine“ Kinesiologie ungestört, eigenständig und eigenwillig entwickeln. Ich „ent-wickelte“ tatsächlich etwas (Neues), ich packte sozusagen ein Überraschungspaket aus, und je mehr ich „aus-wickelte“, desto weniger blieb übrig. Aber was am Ende zum Vorschein kam, war des Auspackens wert – und packte mich immer mehr.

All die hübschen Verpackungen umhüllten letztlich drei große Kostbarkeiten: den Muskeltest, das *Stress Release* und das „4-Schubladen-System“ der medizinischen Ursachenforschung – mehr brauchte ich nicht.

Zwar ist die *Stress-Release*-Technik, mit der genial einfach störende emotionale Muster aufgelöst werden können, ein ebenso wertvolles Instrument wie der Muskeltest, doch spielt es im vorliegenden Buchs keine Rolle. (Ausführlicher beschäftige ich mich damit in meinem *Praxisbuch psychologische Kinesiologie.*)

Je aufmerksamer ich hinschaute, desto mehr Fragen tauchten gerade dort auf, wo ich mein kinesiologisches Wissen weitergeben wollte:

- Wie konnte es sein, dass der Muskeltest sowohl nach dem *einen* kinesiologischen System funktionierte, aber genauso gut auch nach einem konträren *anderen* System?
- Warum funktionierten „Blindversuche“ manchmal hervorragend, manchmal gar nicht?
- Wie war es zu erklären, dass verschiedene Therapeuten beim selben Patienten zu unterschiedlichen Ergebnissen kamen?
- Wieso konnte man Testergebnisse, also Muskelreaktionen beim Probanden, mental *manipulieren*, das heißt: eigene Erwartungen übertragen?
- Warum wurde ein und derselbe Reiz bei derselben Person je nach Intention per Muskeltest unterschiedlich beantwortet?

- Wieso richteten sich die Testergebnisse mehr nach meiner Aufmerksamkeit als nach korrekter Methodik?
- Wie kam es, dass in verschiedenen kinesiologischen Schulen diagnostische Testpunkte am Körper *unterschiedlich* „belegt“ waren?
- Wieso konnte man einander ausschließende Behauptungen per Muskeltest „beweisen“?
- Warum klappte der Test nicht gut, wenn ich als Untersucherin mich unsicher oder unkonzentriert fühlte?
- Ja, was passiert da überhaupt, wenn zwei Menschen sich miteinander auf den Muskeltest einlassen?

Immer wieder waren es Kursabsolventen, die mich durch Fehler, Skepsis oder Anregungen und Ideen beim Ent-wickeln herausforderten. Später erfuhr ich von einigen anderen Therapeuten, dass sie „mit-entwickelten“. Nach Veröffentlichung meiner ersten beiden Bücher meldeten sich bei mir Ärzte und Heilpraktiker, die mir erzählten, dass sie selbst zu ähnlichen „Ent-wicklungen“ in der Kinesiologie gefunden hätten. Sie hätten sich ebenso wie ich lieber im stillen Kämmerlein über ihre Erfolge gefreut, als dass sie sich getraut hätten, öffentlich über ihre Abwandlungen der kinesiologischen Arbeit zu sprechen. Sie fühlten sich durch meine Bücher darin bestätigt, dass auch ihr Weg nicht falsch sei.

Während mich in den ersten Jahren meiner Arbeit mit dem Muskeltest vor allem begeisterte, welche Möglichkeiten mir dieses Instrument in Medizin und Psychotherapie eröffnete, hatte ich im Laufe der Zeit immer mehr das Bedürfnis, etwas Grundsätzliches zu klären, was nicht *in* der Kinesiologie steckt oder *durch* sie bewirkt wird, sondern was *hinter* ihr und vor allem hinter dem Muskeltest steckt. Allmählich, durch viele Erfahrungen hindurch, gelangte ich zu meinem eigenen Erstaunen letztlich zu einem sehr einfachen Prinzip.

### *Bausteine des Muskeltests*

Der Muskeltest als solcher lässt sich auf (nur) zwei unverzichtbare Elemente reduzieren:

1. die exakte Testtechnik (unter Beachtung der neuromuskulären Physiologie)
2. das Feld des Bewusstseins (das während des Testens wirksam ist)

Mehr als das braucht der Test nicht. Wenn man aber genau hinsieht, ist das bereits eine recht anspruchsvolle Sache.

## *Die Technik des Muskeltestens*

Wie wichtig eine einwandfreie Technik beim Muskeltesten ist, betonte schon Charles T. Krebs in seinem Büchlein *Wieso der Muskeltest funktioniert*, in dem er die physiologischen Grundlagen darstellte. Gerade weil diese Grundlage so „physio-logisch“ offensichtlich ist, bin ich erstaunt, dass mir beim Muskeltesten immer noch „Kampfsportler“ begegnen (die den Arm zu fest drücken). Auch auf die konträre, „federleichte“ Variante (bei der zu wenig gedrückt wird), ist kein Verlass. In beiden Extremen stecken Fehlerquellen, die sich nur durch korrekte Testtechnik vermeiden lassen:

> Der Testdruck muss *langsam* und stetig gesteigert werden, bis das „Einrasten“ vom Testenden und möglichst auch vom Probanden gespürt wird. Erst dadurch bekommt das neuromuskuläre System des Getesteten seine „Kennung“, als Ausgangswert für das weitere Testen.

Als Neuling kann man in Ausbildungen die Wertigkeit einzelner Lehrbausteine nicht beurteilen. Je mehr Maßnahmen zugleich beachtet werden müssen, desto eher geht möglicherweise das eigentlich Wichtige unter, zumal wir normalerweise den Dingen umso mehr Aufmerksamkeit schenken, je fremder sie uns sind. So konzentrieren sich Kinesiologieeinsteiger verständlicherweise mehr auf die begleitenden Regulierungen um den Muskeltest herum oder auf die *Inhalte* von Testergebnissen als auf die „simple“ *Technik*, denn wer vermutet schon in dem korrekten Druckaufbau eine besondere *Kunst*?

Solange alles gut geht, das heißt, solange die Ergebnisse zu stimmen scheinen, wird sich darüber niemand den Kopf zerbrechen. Vertrackt wird es aber, wenn versucht wird, Fehltestungen immer und immer wieder mit Begleitmaßnahmen zu korrigieren, anstatt auf die richtige Technik zu achten. Um es salopp auszudrücken: Wassertrinken hilft nicht gegen „Druck-Fehler“!

Also: Die exakte Technik ist das A des Muskeltestens. Und das O sind ausschließlich Funktionen des Bewusstseins.

## *Das Bewusstsein beim Muskeltesten*

Jede Kinesiologieausbildung weist auf die Bedeutung der inneren Einstellung und Haltung von Therapeuten hin. Ihre Ethikstatuten fordern Achtsamkeit und Unvoreingenommenheit, was auf der Erfahrung beruht, dass beim Muskeltest Erwartungen des Testenden leicht das Testergebnis verfälschen können.

Diese Vorgabe kann allerdings zu der absurden Vorstellung führen, man sollte vorsichtshalber am besten keine Ahnung von der zu untersuchenden Materie haben. Ich behaupte hingegen: Vergessen Sie die krampfhaften Bemühungen um Erwartungsvermeidungsstrategien. In der Realität gibt es nämlich keinen Muskeltest „im luftleeren Raum“, das heißt, ohne mentale Einbindung von Testenden und Probanden.

Ich behaupte sogar, dass das von den Beteiligten konstituierte Bewusstseinsfeld erst die Voraussetzung dafür schafft, mit dem Muskeltest irgendetwas sinnvoll zu untersuchen. Der Muskeltest ist sozusagen ein „Zeiger“ innerhalb eines unsichtbaren Areals oder

der „Lautsprecher“ einer unhörbaren Kommunikation. Trotzdem oder gerade deshalb dürfen wir natürlich den Klienten oder anderen Testpersonen keinesfalls unsere eigenen Vorstellungen überstülpen. Wie kann dieser Spagat gelingen? Bevor wir uns diesen Fragen in späteren Kapiteln unter dem Aspekt der mentalen Felder ausführlicher zuwenden, hier zunächst ein kurzer Blick durchs Schlüsselloch:

Einen Muskeltest frei von jeglichem mentalen Einfluss gibt es offensichtlich nicht. Deshalb lautet die Frage nicht, *ob* wir etwas übertragen, sondern nur, *was* und gegebenenfalls *wie* wir etwas in den Test hineintragen. Da lauern die Alternativen positiv und negativ, erwünscht und unerwünscht, förderlich und störend.

Wir können als testende Therapeuten „die“ Übertragung nicht generell ausschalten, aber wir können lernen, wachsam zu sein, Nützliches zu übertragen und Störendes zu vermeiden. Das Nützliche und Erwünschte ist dabei der oft nicht bewusst gemachte Kontext des Testes, also zum Beispiel die Intention, das optimale Medikament herauszufinden. Das Unerwünschte wäre, ein bestimmtes Medikament dabei zu *bevorzugen* (aus welchem Motiv auch immer).

Was hat dies nun mit dem „Bewusstseinsfeld beim Testen“ zu tun? – Der Muskeltest ist ein Werkzeug. Kein Werkzeug wirkt von alleine, es braucht einen Anwender. Und der kann sich sehr geschickt anstellen oder mäßig begabt oder ziemlich dumm. Das Ergebnis der Arbeit wird selten vom Werkzeug bestimmt sein, sondern hauptsächlich von dem, der es benutzt. Zum Benutzen aber gehört Bewusstsein.

Es beginnt damit, *bewusst* zu entscheiden, *wozu* und *wie* das Instrument eingesetzt werden soll, also ein Bezugssystem zu wählen, in dem wir den Muskeltest anwenden. Das können verschiedenste Bereiche der Kinesiologie sein. Das kann auch die konventionelle Medizin sein. Und ich kenne Menschen, die den Muskeltest in ganz anderen Bereichen nutzen, zum Beispiel in der Baubiologie oder in der Landwirtschaft. Das geht – man muss nur eine geeignete Arbeitsstruktur aufbauen und die Gesetze des Testens kennen.

Nachdem das Bezugssystem festgelegt ist, sollte *bewusst* die Anwendungsfunktion des Tests gewählt werden: Untersuche ich, ohne jeglichen Kontext, einfach nur *Reize* und ihre Reaktionen im Sinne von Stressoren? Möchte ich in einen ausformulierten *Dialog* mit dem Un(ter)bewussten treten? Oder möchte ich in einem definierten Kontext nach gewünschten Kriterien aus einer Menge bestimmte Dinge (Medikamente, Nahrungsmittel, Behandlungsmethoden oder dergleichen) herausfiltern, indem ich mit *Rastervorgaben* arbeite?

*Je bewusster mir ist, mit welcher Testfunktion ich agiere, desto weniger Missverständnisse und Fehltestungen schleichen sich ein.*

## Fachwissen und Kompetenz

Aber das ist nur der erste Einstieg ins Thema Bewusstsein beim Testen. Mit der Entscheidung, für welchen Bereich ich den Muskeltest als Werkzeug benutzen möchte, nehme ich auch eine *Verantwortung* auf mich für das, was ich tue. Nur weil das Werkzeug in seiner Form einfach ist, heißt das noch lange nicht, dass auch die Arbeit damit immer einfach von der Hand geht. Natürlich kann ich auch als handwerklich nicht ausgebildete Frau mit einem Schraubenzieher (ebenfalls ein einfaches Werkzeug) ein Regal zusammenschrauben. Aber ich würde mich hüten, meine Waschmaschine damit zu zerlegen, geschweige denn den Motor meines Autos …

In keinem Schraubenzieher steckt das Wissen um die Montage eines Automotors – und im Muskeltest steckt nicht das Wissen um jegliches Fachgebiet, in das wir mit ihm hineingreifen.

So werde ich mich auch dem Skalpell eines Chirurgen nur anvertrauen, wenn ich sicher bin, dass er weiß und kann, was er tut – und nicht etwa, weil er ein besonders scharfes Skalpell hat. Fachwissen macht also einen sehr großen Anteil des Bewusstseins aus, das ich bei seiner Arbeit voraussetze.

Doch mit Fachwissen allein gebe ich mich nicht zufrieden, wenn ich mich unter das Messer eines Chirurgen lege. Ich erwarte eine Menge *mehr* Bewusstsein von ihm, das sich vor allem in *Verantwortungsbewusstsein* ausdrückt. Sein Fachwissen ist unabdingbare Basis, doch was nützt mir sein *Wissen*, wenn er hektisch, unkonzentriert oder schlecht gelaunt an den OP-Tisch tritt? Wenn er sich und sein Können überschätzt und irreparable Fehler macht? Wenn er auf unvorhergesehene Zwischenfälle nicht angemessen reagieren kann? Oder wenn ihm das Punktesammeln für seine Facharztausbildung wichtiger ist als meine Gesundheit?

Ähnlich verhält es sich mit dem Muskeltest. Auch er ist „nur" ein Instrument, mit dem wir etwas untersuchen oder erforschen wollen, und die Materie dessen, was wir untersuchen wollen, muss uns ebenso grundsätzlich bekannt sein wie dem Chirurgen die Anatomie und Pathologie oder dem Automechaniker die Bauteile eines Autos. Dass wir hin und wieder per Test „mitgenommen" werden in Randbereiche, die uns noch nicht vertraut sind (dazu später mehr), das legitimiert nicht dazu, blind und unbewusst mit dem Test herumzuforschen. Oder würden Sie sich einer komplizierten Operation unterziehen, vor der Ihr Chirurg sagt, dass er zwar keine Ahnung davon habe, aber sich intuitiv führen lasse …?

Was für Schraubenzieher und Skalpelle gilt, erwarte ich demnach auch beim Umgang mit dem Muskeltest, nämlich sowohl fachliche wie auch persönliche Kompetenz:

- fachliches Wissen (im jeweiligen Einsatzbereich des Tests) einschließlich der Kenntnis der eigenen Grenzen
- instrumentelle Kompetenz (in den Gesetzmäßigkeiten des Muskeltestens)
- Freiheit von Eigeninteressen
- Wohlwollen und Achtsamkeit
- Offenheit, Unvoreingenommenheit
- wache, entspannte Aufmerksamkeit

## Wohlwollen und Respekt

Über diese Punkte brauchen wir nicht viele Worte zu verlieren, nur so viel: dass wir mit anderen genauso umgehen sollten, wie wir selbst gern behandelt werden möchten, ob mit oder ohne Muskeltest. Wir wünschen uns üblicherweise höchstmögliche Kompetenz, Wohlwollen, Offenheit und Aufmerksamkeit für unsere Belange, egal, ob vom Zahnarzt, vom Steuerberater, vom Psychotherapeuten, vom Automechaniker oder vom kinesiologischen Berater.

## Unvoreingenommenheit

Sicher kann man mit dem Muskeltest niemanden so schnell „unter die Erde bringen“ wie mit einem Skalpell oder einem falsch verordneten Medikament. Trotzdem hat der Muskeltest einen sehr heiklen Aspekt: Der Patient erlebt den Muskeltest als eine Reaktion aus sich selbst heraus und weiß (in der Regel) nichts davon, dass sich vom Therapeuten her Informationen (Gedanken) übertragen können. Wenn er dem Test vertraut, dann hält er alles, was der Muskel „sagt“ oder was ihm der testende Therapeut davon übersetzt, für seine eigene höchste Wahrheit und glaubt den Aussagen blind. Darin kommt keine andere Methode dem Muskeltest auch nur annähernd gleich; und das fordert vom Therapeuten ein ungleich größeres Verantwortungsbewusstsein als bei den meisten anderen Untersuchungsverfahren. Selbst bei einem Laborbefund oder Röntgenbild kann ich als Betroffener schlimmstenfalls einen technischen Fehler oder eine Verwechslung vermuten.

Was mein eigener Arm anzeigt, kann ich jedoch nicht anders deuten als meine eigene unumstößliche Wahrheit. Wie sollte ich auch nur im Entferntesten auf die Idee kommen, dass *mein* Arm reagiert, wie *ein anderer* sich das wünscht?!

Gerade deshalb bedarf das Thema „Übertragung von Erwartungen“ besonderer Aufmerksamkeit, denn die Übertragung gehört beim Muskeltest zu den häufigsten Fehlerquellen.

Falls Sie bereits mit dem Muskeltest vertraut sind – vielleicht möchten Sie an dieser Stelle einmal praktisch *ausprobieren*, ob Sie mental manipulieren können? Sie sollten dafür allerdings schon eine gewisse Testsicherheit besitzen.

### *Übertragung von Erwartungen*

Der Tester wählt eine Zahl zwischen 1 und 10, ohne sie zu benennen, und schreibt sie zur Kontrolle auf ein Blatt Papier. Er vereinbart mit dem Probanden, dass er (der Tester) beim Zählen (des Probanden) von 1 bis 10 bei jeder Zahl dessen Armmuskel testen wird, und kündigt an, dass bei der von ihm (dem Tester) gewählten Zahl – ohne dass der Proband diese kennt – der Arm nachgeben wird. – Sie werden sehen, das funktioniert! Der Gedanke, ja, der Wille des Testenden ist so dominant, dass er damit manipulativ auf den Probanden einwirkt.

In ähnlicher Weise könnten Sie 12 Städtenamen testen oder 8 Obstsorten – und damit sind wir schon nahe bei Testobjekten, die sehr real in der Praxis vorkommen.

Solch bewusste Manipulation ist natürlich nur vertretbar, um zu zeigen, dass sie *funktioniert* – aber das ist enorm wichtig. Allerdings gibt es kein Sicherheitssystem, das einen manipulativen Testmissbrauch verhindert; man ist nicht automatisch ein guter Mensch, nur weil man den Muskeltest beherrscht.

Leider geht nicht nur absichtliche Manipulation auf den Probanden über. Auch halb bewusste und weitgehend unbewusste Erwartungen können das Testergebnis beeinflussen.

Warum das so ist und wie das geschieht, das wird uns noch ausführlich beschäftigen. Zunächst biete ich Ihnen im Sinne meiner „Spielregeln" das Rezept an, das sich bewährt hat, wenn man Übertragungen vermeiden möchte: Als erster Schritt reicht es, sich dieser

Gefahr *bewusst* zu sein und sich dafür zu entscheiden, jedem möglichen Ergebnis gegenüber *offen* zu bleiben. Um diese Offenheit zu ermöglichen, braucht das Bewusstsein in jeder Testsitzung Entfaltungsspielraum für neue *Inspirationen*. Und die beste Basis dafür ist entspannte Zentrierung.

## Entspannte Zentrierung

Damit sind wir beim letzten Aspekt des Themas Bewusstsein angekommen. Er verdient hier etwas mehr Aufmerksamkeit, denn egal, wo wir mit Wissen und Erfahrung in Sachen Muskeltest stehen, *dieser* Beitrag wird von Anfang an von uns gefordert. Entspannte Konzentration ist der geistige Grundzustand, der die korrektesten Testergebnisse verspricht.

Nicht nur mir ist im Laufe der Jahre aufgefallen, dass die Fehlerquote von Testergebnissen – selbst wenn sie methodisch korrekt zustande kommen – unter Zeitdruck steigt. Allgemein ist das nicht verwunderlich, denn wenn wir beim Autofahren, beim Klavierspielen, Tanzen oder Essenkochen hektisch sind und unter Stress stehen, landen wir eher auf der gegenüberliegenden Straßenseite, schlagen falsche Töne an, kommen aus dem Takt oder versalzen die Suppe. Das heißt, wenn wir etwas unter Zeitdruck oder mal eben nebenher tun, verlieren wir die Konzentration und *machen* etwas Verkehrtes, also *die Aktion als solche* wird falsch: Wir verziehen das Lenkrad, drücken auf die verkehrte Taste, setzen den Fuß ungenau, schütten zu viel Salz aus dem Streuer …

Kinesiologische Testungen zwischen Tür und Angel können rein technisch und methodisch völlig korrekt sein: Ich greife die richtigen zu prüfenden Medikamente oder Nahrungsmittel heraus, berühre die passenden Körperpunkte, spreche die geeigneten Stressoren aus usw. Zwar *kann* das auch „zwischen Tür und Angel“ korrekte Ergebnisse bringen – allerdings steigt die Fehlerquote erfahrungsgemäß indirekt proportional zur vorhandenen Zeit, und zwar drastisch.

Genauer gesagt ist es natürlich keine Frage der Zeit an sich, sondern eher der entspannten Aufmerksamkeit. Das erscheint umso merkwürdiger, als von der Aktion her gesehen gar nichts anders *gemacht* wird, egal, ob mit viel oder wenig Zeit. Bei den erwähnten Alltagsbeispielen passiert ja tatsächlich eine Art Fehlgriff, was für den Testablauf gar nicht gelten muss.

*Da aber die Testergebnisse bei flüchtigem Test oder knapper Zeit unbestreitbar immer unzuverlässiger werden, kann nicht hauptsächlich die Methodik den Muskeltest steuern.*

*Der Muskeltest ist also viel stärker von der Aufmerksamkeit abhängig als von korrekter Methodik.*

Das lässt sich unter anderem damit belegen, dass bei einer Diskrepanz von Methode und Aufmerksamkeit meist die Aufmerksamkeit „gewinnt". Wenn jemand zum Beispiel beim Muskeltest den Testpunkt für den Dünndarm berührt, ihn aber für den Blasenpunkt hält, wird sich bei den meisten Testern eher das Ergebnis durchsetzen, an das sie *gedacht* haben (Blase), und nicht das, was sie konkret *getan* haben (Dünndarmpunkt berühren). Aufmerksamkeit ist also, neben korrekter Testtechnik, der beherrschende Faktor beim Muskeltest.

## Der Alpha-Zustand

Aufmerksamkeit kennen wir in zwei unterschiedlichen Qualitäten: einmal die gedankliche *Konzentration* mit einem eingeengten Blickwinkel und zum anderen die entspannte *Zentrierung* mit erweiterter Wahrnehmung. Lernen erfordert zu Beginn üblicherweise die etwas angestrengte Konzentration, in der wir uns detailgenau nach einer Anleitung richten. Das kennt jeder von den ersten Fahrstunden, vom Tanzenlernen oder von Fingerübungen auf dem Klavier. Wir wissen, dass wir uns zunächst auf einen sehr kleinen Ausschnitt konzentrieren müssen, bis er wirklich „sitzt". Erst dann können wir unsere Aufmerksamkeit entspannt erweitern, zum

Beispiel auf die Fahrstrecke, auf die Tanzmusik, auf die zu spielende Melodie … Und *noch* später erst folgt die Kür der Improvisation.

In der angestrengten Anfangsaufmerksamkeit kann man nicht lange durchhalten und die Ergebnisse werden auch nicht wirklich gut; dennoch ist sie ein notwendiges Durchgangsstadium. Erst die danach folgende entspannte Zentriertheit verspricht gute Ergebnisse, sei es beim Autofahren, Tanzen, Klavierspielen, Kochen oder beim Muskeltesten.

Diesem Zustand entspannter Zentriertheit entspricht in unserer Gehirnaktivität bei Ableitung durch ein EEG (= Elektroenzephalogramm) der sogenannte Alpha-Zustand. Wenn wir unseren Kopf mit üblichem Denken traktieren, zeigt sich das im EEG an sehr schnellem, unregelmäßigem Wellenmuster, den Betawellen. Wenn wir schlafen, werden diese Wellen sehr langsam, hoch und gleichmäßig, sie heißen Deltawellen. Und eine wache, entspannte Aufmerksamkeit weist sogenannte Alphawellen auf – kleinere, aber ruhig und gleichmäßig verlaufende Muster.

Alphawellen zeigt das EEG unter anderem bei Meditation und Kontemplation, bei autogenem Training oder wenn wir ganz mit einer Aufgabe verschmelzen, ganz eins sind mit uns selbst und unserem Tun. (Dafür hat der ungarisch-amerikanische Psychologe Mihaly Csikszentmihalyi den Begriff „Flow“ geprägt.)

Aber was hat der Alpha-Zustand mit korrekten Testergebnissen zu tun und insbesondere mit dem Vermeiden von Übertragungen?

Näheres dazu folgt in den Kapiteln über die Wirkung der Felder – hier nur so viel: Diese entspannte Aufmerksamkeit ist zwar keine Garantie für das Vermeiden von Projektionen beim Testen, aber sie ist eine Voraussetzung dafür, dass man sich eventueller Übertragungen *bewusst* wird und sich damit der Möglichkeit anderer Testergebnisse öffnet. Je weiter wir uns von diesem Alpha-Zustand entfernen, desto unzuverlässiger werden die Testergebnisse.

*Wie* wir in diesen Alpha-Zustand kommen, bleibt unseren persönlichen Vorlieben überlassen. Ich kann mich meditativ einstimmen, eine Atemübung machen oder ein kleines Ritual praktizieren; und vermutlich bewirken auch manche kinesiologischen Vorbalancen etwas Ähnliches. Ausreichend Zeit und die *Bereitschaft* zur Aufmerksamkeit sind sicherlich ebenfalls wichtige Voraussetzungen.

Meine Bedingungen für einen idealen Muskeltest umfassen also die Aspekte:

1. exakte Testtechnik
2. Klärung der Testfunktion (Stressor, Raster, Dialog)
3. Wahl der Struktur bzw. Methode (zum Beispiel analytische Kinesiologie oder ein anderes Bezugssystem)
4. instrumentelle und fachliche Kompetenz (bezüglich Testinhalt)
5. Unvoreingenommenheit
6. Achtsamkeit und Wohlwollen
7. entspannte Aufmerksamkeit

Da die Punkte 2 bis 7 allesamt Aspekte der Bewusstheit sind, schließt sich der Kreis zum Beginn dieses Kapitels, wo ich ankündigte, dass letztendlich für die Arbeit mit dem Muskeltest zwei Grundpfeiler maßgeblich sind:

- die Testtechnik
- das Bewusstsein des Testenden

Ja, wir könnten es jetzt sogar noch auf die Spitze treiben: Letztlich muss auch die Technik des Testens auf der Basis ihrer Physiologie *verstanden* werden, will man sie angemessen anwenden. Und dieses Verstehen ist wiederum eine Funktion des Geistes, des Bewusstseins, das unserem Denkvermögen zugänglich ist. So gesehen bleibt am Ende nur eines beim Muskeltest entscheidend, nämlich *das bewusste Handeln, das Nachdenken, das Mitdenken*. Wie erfreulich und entspannend ist demnach die Erkenntnis, dass alles Wesentliche am Muskeltest *denkend und logisch* betrachtet, verstanden und entwickelt werden kann!

Hier endet der Exkurs zu meinen „Spielregeln“. So einfach also könnte der Muskeltest sein – wenn es nur auch mit dem Bewusstsein so einfach wäre …

*

## *In Kürze für Eilige:*

*Meine Spielregeln für das Muskeltesten:*

- *Physiologisch exakte Testtechnik*
- *Bewusster Umgang mit den Testfunktionen und den Bezugssystemen*
- *Klare Ausrichtung des Bewusstseins*
- *Unvoreingenommenheit*
- *Achtsamkeit und Wohlwollen*
- *Entspannte Zentrierung*

# Von Therapeuten und Gelehrten

***Der rote Faden:***

*Wie verschiedene Testergebnisse am eigenen Leib mich verwirrten, eine Tagung mich in Zweifel stürzte und wie diese Erfahrungen für das vorliegende Buch wertvoll wurden*

*

Im vorigen Kapitel habe ich beschrieben, dass ich mich in meiner Auseinandersetzung mit der Kinesiologie und dem Muskeltest auf andere Aspekte konzentriert habe, als ich es in meiner eigenen kinesiologischen Ausbildung gelernt hatte. Ich bin verstärkt in *prinzipielle* Fragen eingetaucht, während sich durch meine Praxisanwendung die Arbeitsstruktur der *analytischen Kinesiologie* entwickelte. Und bei der einen oder anderen Irritation, die mich beschäftigte, hätte man durchaus vermuten können, dass sie eher abstrakte Theorien ohne wirkliche Relevanz für die praktische Anwendung sind. Bis mir schließlich eine Reihe von Erfahrungen, zeitlich eng verbunden, den letzten entscheidenden Anstoß gaben, all den scheinbaren Widersprüchen und Irritationen so lange auf den Grund zu gehen, bis sich eine stimmige Erklärung fand:

## *Stolperstein 1 – meine ganz persönliche Odyssee*

### *Augenentzündungen …*

Über mehrere Monate litt ich an wiederholten Entzündungen des rechten Auges. Ich ließ ich mich von einer Therapeutin aus meinem Arbeitskreis testen, das Ergebnis war stimmig – demnach war die Ursache rein emotionaler Natur. Da ich aber meine Beschwerden nicht gleich loswurde, suchte ich sicherheitshalber einen Augenarzt auf; er sprach von einer unspezifischen Entzündung und verschrieb lindernde Augentropfen. Als ich nun wusste, dass keine Gefahr im Verzug war, wollte ich nicht engstirnig nur innerhalb der eigenen Methode kreisen, sondern einmal „über den Tellerrand hinausschauen". Schließlich kann man mit Scheuklappen keine neuen Wege finden …

So folgte ich der Empfehlung zu einem erfahrenen kinesiologisch arbeitenden Arzt, einem Spezialisten auf dem Gebiet der Neuraltherapie, den ich noch nicht kannte. Er fand in der ersten Sitzung Störfelder an meinen Rachenmandeln, in der zweiten in meinen Nasennebenhöhlen, in der dritten wurde er fast ungehalten, weil seine vorangegangenen Regulationen keinerlei Effekt auf meine Beschwerden gehabt hatten, und er regulierte alle Systeme noch einmal – ohne Erfolg.

Nicht wegen des mangelnden Erfolgs (ich weiß schließlich, dass Heilung Zeit brauchen kann), sondern wegen seines Umgangs mit mir und mit dem Muskeltest fühlte ich mich bei diesem Kollegen nicht gut aufgehoben: Beide Sitzungen umfassten die Anamnese, die kinesiologische Untersuchung des gesamten Körpersystems (nicht nur der Augen!) und die Therapie mit Injektionen, Farblaserakupunktur und Austesten von Medikamenten sowie eine psychische Schnellregulation über Affirmationen und Bach-Blüten. Jede dieser Sitzungen dauerte nur insgesamt 20 Minuten … Außerdem gefielen mir einige Widersprüche zwischen der ersten und zweiten Behandlung nicht, die er damit abtat: „So ist es halt, der Test beweist es!"

Da mein Auge nicht besser wurde, suchte ich eine Ärztin auf, die nicht mit Kinesiologie, sondern mit Bioresonanz arbeitete. Ich dachte: Vielleicht liegt es entgegen meiner Meinung doch an der falschen Methode ... Erstaunlicherweise fand sie weder meine Tonsillen noch die Nebenhöhlen gestört ... Sie deckte dagegen ein anderes Störfeld auf, das durch eine Ausleitung behandelt werden sollte. Diesen Herd hatte der neuraltherapeutische Kollege nicht gefunden.

Eine Ernährungsexpertin, der ich bei einem meiner Seminare begegnete, testete aus, ich müsse meine Ernährung umstellen. Das tat ich auch, mit gutem allgemeinem Erfolg – aber ohne Einfluss auf meine Augen.

Währenddessen musste ich zum Zahnarzt, er wies mit dem Biotensor einen Zahn als Störherd nach (was sich beim Öffnen der Krone bestätigte), dessen Sanierung aber ebenfalls keine Wirkung auf die Augen hatte. Weder die Bioresonanztherapeutin noch der Neuraltherapeut hatten den kranken Zahn identifiziert. Und keine der sich ergebenden therapeutischen Konsequenzen hatte auch nur vorübergehend etwas an meinen Augen verändert.

Meine Augen besserten sich dann kontinuierlich und zum Teil sprunghaft, als ich meinen emotionalen Konflikt zu lösen begann (!), so, wie es meine erste Testerin geraten hatte. Den Sinn dieses Erlebnisses sehe ich im Rückblick übrigens in dem großartigen Stolperstein, den mir das Leben da als Selbsterfahrung auf den Weg gelegt hatte, damit ich mir zu diesem Thema mehr Gedanken machte.

Zu dieser Odyssee könnte man die Vermutung anstellen, dass ich eben ein „hoffnungsloser Fall“ sei oder dass – aus welchem Grund auch immer – nur eine Störung *nach* der anderen aufzudecken war. Deshalb lasse ich diesen Stolperstein hier zunächst einmal unkommentiert am Wegesrand liegen. Ungefähr zeitgleich machte ich aber noch zwei weitere erstaunliche Beobachtungen.

## *Stolperstein 2 – statistische Wahrheiten*

Spannendstes Event in diesem Verwirrspiel war unsere erste Arbeitstagung zur analytischen Kinesiologie. Dort fanden sich Therapeuten zum Erfahrungsaustausch zusammen. Alle hatten zumindest einen Teil ihrer Ausbildung in meinen Seminaren absolviert, einige praktizierten auch andere kinesiologische Methoden. Und viele von ihnen nutzten noch ein weiteres Untersuchungs- oder Therapierepertoire über die Kinesiologie hinaus. Außerdem waren sie in verschiedenen Fachbereichen tätig. Mit etlichen von ihnen hatte ich seit Jahren keinen Kontakt oder Gedankenaustausch gehabt.

Unsere moderne Welt liebt Statistik und so lag es nahe, die eigenen Erfolge in Zahlen zu erfassen. Während der Vorträge und in den Diskussionen kam ich aus dem Staunen nicht mehr heraus: So erfuhr ich etwa, dass Zahnärzte 80 Prozent aller Krankheits*ursachen* in den Zähnen finden, Ausleitungsspezialisten 80 Prozent aller Krankheits*ursachen* in toxischen Belastungen, Chirotherapeuten 80 Prozent in der Körperstatik, Verfechter von Nahrungsergänzungsmitteln 80 Prozent in einem Mangelzustand, Psychotherapeuten 80 bis 99 Prozent in psychischen Konflikten, Radiästhesisten 80 Prozent in Belastungen des Schlaf- und Wohnumfeldes, Clearing-Therapeuten 80 Prozent in einer geistigen „Besetzung", Ernährungsberater 80 Prozent in falscher Kost – und noch einige Varianten mehr. Wobei zu betonen ist, dass niemand davon sprach, damit einen *Teilaspekt* der Krankheitsursachen zu erfassen oder seinen *individuellen Einstieg* zur Behandlung zu finden, sondern alle behaupteten, die objektive Wahrheit hinter der Krankheit zu erkennen und zu therapieren.

Nach diesem Arbeitstreffen war mein Bild von alternativmedizinischen Untersuchungen erschüttert. Mit Unterschieden hätte ich gut leben können, solange sie sich aus *verschiedenen* Untersuchungsverfahren erklärten. So lässt sich zwar mit einem Labortest ein Diabetes oder eine Infektion nachweisen, aber keine Herzrhythmusstörung, und mit dem EKG findet man kein gebrochenes

Bein. Auch dass die TCM eine Gesundheitsstörung dem Ungleichgewicht von Yin und Yang oder einem Zuviel an Wind zuschreibt, während die Homöopathie dieselbe Störung mit einem Mittelbild abgleicht, das ist zwar jeweils ein anderer Blick, aber in sich kein Widerspruch.

Ist also der Patient ein Chamäleon mit vielen Wahrheiten, je nachdem, *wer* ihn untersucht? Ist jeder Zugang „irgendwie richtig" und gleich-gültig?

Ich kann mich dieser Sichtweise nicht anschließen. Bei allem Respekt vor Unterschiedlichkeit will es mir nicht in den Kopf gehen, wenn *derselbe* Untersuchungsansatz bei demselben Patienten *konträre* Ergebnisse zutage fördert. Ist es nicht bizarr, wenn ein Organismus dem einen Therapeuten signalisiert, ein Zahn müsse gezogen werden, während derselbe Organismus einem anderen Therapeuten eine Wurzelbehandlung vorschlägt? Und einem dritten empfiehlt derselbe Arm desselben Patienten lieber eine Psychotherapie? – *Hat* der Patient nun einen Beinbruch oder nicht? – *Ist* die Patientin nun schwanger oder nicht – oder ist sie eben nur „energetisch" schwanger?

Hand aufs Herz: Ist das eine überzeugende Referenz für eine Untersuchungsmethode? Es passt allerdings gut zu meiner persönlichen Odyssee. – Wie kann es dazu kommen?

## *Stolperstein 3 – sich selbst bestätigende Systeme?*

Schon länger war mir beim Lesen komplementärmedizinischer Veröffentlichungen aufgefallen, dass Therapeuten aus *derselben* Schule mit ihren Untersuchungen fast ausnahmslos zu *denselben* Schlüssen und Therapien kommen und dass sie ihre Ergebnisse mit Absolutheitsanspruch vertreten. Sie weisen darauf hin, dass ihre Untersuchungsmethode „objektiv" ausschließlich Informationen aus dem System des Patienten ablese, und sehen sich bestätigt, wenn die von ihnen ausgebildeten Kollegen nicken.

Wenn ein Untersucher mit einer speziellen Methode bei verschiedenen Patienten wiederholt zu *ähnlichen* Ergebnissen kommt, wird er verständlicherweise daraus ableiten, dass die Ergebnisse in gewissem Umfang allgemeingültig seien. Er fühlt sich darin weiter bestärkt, wenn er seine Methode einschließlich inhaltlicher Erkenntnisse an andere weitergibt und diese bei ihren Untersuchungen wiederum dasselbe herausfinden. Konkret habe ich dazu Folgendes erlebt:

### *Die einzig wahre Amalgamausleitung?*

Ich kenne mehrere Zahnärzte und Heilpraktiker, die bei Zahnarzt X in einer bestimmten Anwendungsweise des Muskeltests ausgebildet wurden. Dabei erfuhren sie auch etwas über Amalgamausleitungen. In ihren späteren eigenen Untersuchungen fanden sie, vielleicht mit kleinen Varianten, dieselben Therapieempfehlungen wie ihr Ausbilder. Damit fühlte sich der Ausbilder natürlich in der Richtigkeit seiner Auslegungen bestätigt und erhob diese Art der Amalgamausleitung immer mehr zum „Gesetz“, denn immer seltener bot sein Untersuchungsverfahren Alternativen dazu an.

Daran wäre noch nichts Besonderes, wenn Kinesiologe Y nicht unabhängig davon per Muskeltest ein völlig anderes Amalgamausleitungssystem gefunden hätte. Auch er zog daraus, weil es so häufig ausgetestet wurde, allgemeine Schlüsse und gab diese in Ausbildungen weiter. Seine Schüler fanden selbstverständlich später in ihren Untersuchungen nicht die Ergebnisse von Zahnarzt X, sondern die des Kinesiologen Y. Und auch Y fühlte sich bestärkt durch die Multiplikation seiner Ergebnisse und erhob sie ebenfalls zum

Gesetz. Alles kein Problem, solange sich die Schüler von X und Y nicht auf derselben Tagung trafen …

Um das Fass vollzumachen: Als ich vor knapp 25 Jahren in meiner Praxis mit dem Muskeltest begann, war ich hinsichtlich Amalgamausleitungen völlig uninformiert. Auch ich testete Entgiftungen aus, die sich hervorragend bewährten und vielen Kranken halfen. Niemand von ihnen benötigte zusätzliche andere Maßnahmen, wie sie heute zum Teil gängig sind (außer gegebenenfalls Zahnsanierungen); trotzdem wurden sie gesund.

Doch merkwürdigerweise decken sich diese Entgiftungen weder mit denen von Zahnarzt X noch mit denen des Kinesiologen Y. Heute bin ich froh, dass ich mich in meinen Seminaren nicht habe erweichen lassen, „Patentrezepte“ für solche Ausleitungen zu verteilen. So haben die Kursabsolventen die Chance, noch weitere Wege zur Amalgamentgiftung herauszufinden.

Wenn Ausbilder durch ihre Schüler bestätigt werden, *könnte* das ein Beweis für die Richtigkeit ihrer Schlussfolgerungen sein. Könnte, muss aber nicht. Die drei Amalgamausleitungsbeispiele können ebenso dafür sprechen, dass sich im Ausbildungssystem etwas auf die Schüler überträgt, was in ihren Testungen ergebnisorientierte Erwartungen begünstigt. Das muss dann trotzdem nicht falsch sein, denn Amalgam kann vermutlich auf verschiedenen Wegen ausgeleitet werden.

Es ist eine bemerkenswerte Tatsache, dass wir mit dem Muskeltest allzu oft das herausfinden, was wir meinen finden zu *müssen.*

Natürlich sind gewisse Häufungen von Testergebnissen systemimmanent. Dass ein Zahnarzt öfter Zahnstörherde zu behandeln hat und sie aufgrund erhöhter Sensibilisierung auch eher findet, liegt auf der Hand, und ebenso, dass ein Baubiologe vermehrt Störzonen im Wohnumfeld entdeckt. Aber ich hatte ein Problem damit, zwei widersprüchliche Annahmen unter einen Hut zu bekommen: Einerseits ist es logisch, dass die Testergebnisse durch das spezifische Wissen des Untersuchers *gefärbt* sind. Andererseits heißt es aber, dass der Muskeltest Informationen aus dem System des *Patienten* ablese, das heißt, es müsste sich um eine *subjektiv-objektive Aussage* handeln (subjektiv = patientenspezifisch, objektiv = neutral in Bezug auf den Tester).

Wie verträgt sich das miteinander? – Übersetzt der Muskeltest nun Wahrheiten des *Patienten* oder wird er durch den *Therapeuten* beeinflusst?

Irgendetwas schien in den Monaten, als ich meine „Augenodyssee“ durchlief und die besagte Tagung erlebte, an meinen Grundfesten zu rütteln. Ich konnte keine Ordnung mehr ausmachen, die ich in meinen Kursen vermitteln konnte – ich war zusehends verwirrt. Das gefiel mir gar nicht: Wo war da die Orientierung, wo blieb die Glaubwürdigkeit? Wie vertrug sich das mit all den Erfolgen, die nicht nur ich über viele Jahre mit dem Muskeltest erlebt hatte? Wie sollte man das Kritikern erklären oder auch nur Kursteilnehmern, die verschiedene „Schulen“ kennengelernt hatten?

Ich wollte als Konsequenz weder den Muskeltest als unzuverlässig an den Nagel hängen, noch die Augen verschließen vor diesen scheinbaren Ungereimtheiten. Also blieb mir nichts anderes übrig, als genauer hinzuschauen und den Fragen auf den Grund zu gehen, in der Hoffnung, dort einen Boden zu finden, der all diese Merkwürdigkeiten und Widersprüche zu tragen vermag.

Diese Fragen wollte und will ich hier weiterverfolgen:

- Wie kann es geschehen, dass Therapeuten mit dem Muskeltest zu unterschiedlichen oder gar gegensätzlichen Ergebnissen kommen?
- Was ist die „Wahrheit“ und die eigentliche Informationsquelle im Patienten? Gibt es überhaupt eine solche absolute Wahrheit?

*

### *In Kürze für Eilige:*

*Es kommt vor, dass mehrere Therapeuten mit dem Muskeltest bei demselben Patienten grundsätzlich verschiedene Krankheitsursachen „nachweisen“ – wer hat recht? Gibt es eine Ebene, auf der sich diese Widersprüche aufheben lassen?*

# Teil III

# (Er-) Klärungen

# Wer oder was antwortet beim Muskeltest?

## *Der rote Faden:*

*Wer oder welche Instanz ist das, die uns beim Muskeltesten antwortet, und worauf ist dabei Verlass?*

*

Die Vielfalt von „Wahrheiten", die der Muskeltest ans Licht zu bringen schien, machte mich ratlos, denn ich war mir sicher, dass jeder der im vorigen Kapitel erwähnten Therapeuten geschworen hätte, in seinen Untersuchungen frei zu sein von *Erwartungen* an das Untersuchungsergebnis. Wer oder was sorgte aber dann für ein derartiges Verwirrspiel? Warum gab es keine Eindeutigkeit, keine Objektivität? – Was sollte ich mit einem Instrument anfangen, bei dem ich nicht erkennen konnte, warum es *mir* die eine, einem *anderen* aber eine andere Antwort gab? – Ja, mit wem „reden" wir da eigentlich beim Muskeltest?

Nach den Erfahrungen mit den drei „Stolpersteinen" (siehe oben) wurde ich sehr nachdenklich. Die Hoffnung, beim Muskeltesten spreche eine eigenständige Antwortinstanz, musste ich wohl aufgeben. Wer oder was aber antwortete denn dann? – „Dumme Frage", werden die meisten von Ihnen wohl denken, „die Antworten kommen natürlich vom Getesteten, vom Klienten selbst! Schließlich ist es *sein* Muskelsystem, das da reagiert, und niemand anders." Und da der Muskeltest über un(ter)bewusste Reaktionen gesteuert wird, ließe sich ergänzen: „In gewisser Weise kommunizieren wir mit der Körperintelligenz und dem Unterbewusstsein des Getesteten."

## *Die Testperson als „offenes Buch"?*

Gute Idee – und ganz falsch kann sie wohl nicht sein. Aber ganz richtig auch nicht. Denn wie kann es dann erstens passieren, dass diese Instanz *verschiedenen* Testern auf *dieselben* Fragen *unterschiedlich* antwortet? Und wie kann es zweitens passieren, dass der Muskeltest auf Fragen, die der Getestete selbst gar nicht versteht, korrekte Antworten liefert?

Was geschieht beispielsweise, wenn ein Patient seinem Chirurgen per Muskeltest antwortet, sein Bruch sei am besten mit einer „Kürschner-Nagelung" zu operieren? Woher soll der Patient den Kürschner-Nagel kennen?

Oder woher „weiß" ein Patient vorab, ohne die Erfahrung schon selbst gemacht zu haben, dass seine Rückenschmerzen optimal mit Osteopathie zu beheben seien? Patienten „kennen" offensichtlich auch Dinge, von denen sie noch nie etwas gehört oder die sie noch nicht an sich selbst erlebt haben.

Im Vorteil sind bei diesem Thema sicherlich diejenigen Tester, die sich ausschließlich auf das Testen von *Substanzen* beschränken. Ihnen wird meine Frage nach der antwortenden Instanz vielleicht merkwürdig oder zumindest überflüssig vorkommen und möglicherweise bleibt ihnen lange die Illusion erhalten, dass der Muskeltest etwas ganz Sachlich-Objektives sei. Sie verstehen ihren Patienten und den jeweiligen Reiz (die Substanz) sozusagen als *einen* gemeinschaftlichen Antwortgeber, indem der Patient auf die Konfrontation mit dem Reiz (mit der Substanz) *automatisch* reagiert.

Allerdings kann man mit wenigen Worten dafür sorgen (nämlich indem man ein anderes *Testraster* vorgibt), dass der Muskel bei *derselben* Substanz und *demselben* Patienten *anders* reagiert. Wie kann das geschehen, wenn die Interaktion zwischen Substanz und Proband rein materiell bestimmt ist?

Es nützt also nichts, den Blick auf die Reize (Stressoren) zu fixieren und alles andere auszuklammern, denn das Instrument

Muskeltest geht weit über eine bloße Reizreaktion hinaus und „beantwortet“ in seiner idiomotorischen Indikatorfunktion viel mehr – wie allein schon der verbale Dialog zwischen Untersucher und Proband zeigt.

Wenn also das „System Patient“ allein nicht genügend „Bescheid weiß“ und auch die Erklärung als reine Reaktion auf einen Reiz nicht ausreicht, wer oder was antwortet denn dann? Wie kommen die Kenntnisse, auf deren Basis die Antwort erfolgt – zumindest für die Zeit des Muskeltests – in den Patienten hinein?

Zumindest zwei Beobachtungen sprechen dafür, dass der Klient oder Patient nicht der alleinige Informant ist:

1. Die Sache mit dem Kürschner-Nagel antwortet der Patient üblicherweise nur einem Chirurgen, der *seinerseits* weiß, was ein Kürschner-Nagel ist. Wie man es auch dreht und wendet – jede fachlich spezifische Arbeit mit dem Muskeltest fördert aus dem Inneren des Patienten Informationen zutage, die eindeutig nicht *seinem* Kenntnisstand entsprechen, jedoch dem des *Therapeuten*. Also mischt beim Testergebnis auf jeden Fall und entscheidend auch der Therapeut mit.
2. Hin und wieder führt der Test – oft über Zufälle – zu Ergebnissen, die sogar für den Therapeuten Neuland sind, sich jedoch meist durch nachträgliche Recherchen bestätigen – also muss jenseits von Patient und Therapeut noch eine weitere Instanz mitspielen. Das ist zwar nicht die hauptsächliche Testgrundlage, aber um das Team der „Antwortgeber“ komplett zu ermitteln, müssen wir uns auch diese Instanz anschauen.

## *Direkter Draht zum „kollektiven Unbewussten“?*

Die Erfahrung, an Ergebnisse herangeführt zu werden, die nicht unmittelbar zum eigenen Kenntnisbereich gehören, machen viele Kinesiologen. Sie hat auch mich auf meinem Weg mehr als einmal überrascht. Immer wieder kam es vor, dass ich auf etwas stieß, was ich zunächst nicht kannte, beispielsweise auf mir fremde Therapiemittel oder auf Zähne als Krankheitsursache oder auf die Wirkung von Elektrosmog und manches mehr. Die Ergebnisse erwiesen sich in Bezug auf den jeweiligen Patienten als richtig. Das machte mich natürlich neugierig darauf, mich intensiver mit dieser Materie auseinanderzusetzen, sodass die Neuentdeckung nicht lange Neuland blieb.

Was aber ist das, was sich da in den Muskeltest „einmischt", wenn eine Antwort weder aus dem Wissen des Patienten noch aus dem des Therapeuten stammen kann? Ich kann das nicht mit „Intuition" erklären, die ich so verstehe, dass wir intuitiv, das heißt, aus einem Empfinden heraus auf etwas zugreifen, was uns aber grundsätzlich schon in irgendeiner Weise bekannt ist. Die Erfahrung, von der ich hier spreche, führt aber über einen „Einfall", eine „Inspiration" zu Ergebnissen, zu denen ich bis dahin *keinen* Zugang hatte.

Offensichtlich existiert ein Wissenspool jenseits von Patient und Therapeut und hin und wieder fließt davon etwas in den Testablauf ein.

Hypothesen schreiben diese Beobachtung dem sogenannten „kollektiven Unbewussten" (C. G. Jung) zu oder auch den „morphischen Feldern" (R. Sheldrake). Nach diesen Theorien sind sämtliche Informationen aus Vergangenheit und Gegenwart (manche sagen: auch aus der Zukunft) in einer nicht näher bekannten universellen „Matrix" gespeichert – bildlich vielleicht mit dem Pool des Internetwissens vergleichbar. Andere halten solche Inspirationen für „geistgewirkt". Als Individuum hätten wir unter ebenfalls nicht näher bezeichneten Bedingungen Zugang zu einzelnen dieser Informationen. Wenn wir also solche Testergebnisse jenseits eigenen Wissens anzapfen, dürften sie diesem virtuellen Wissensspeicher entnommen sein.

Die Idee einer solchen Verbindung (ver)führt manche Therapeuten und andere Anwender zu der Annahme, dass der Muskeltest direkt („durch den Patienten hindurch") mit dem kollektiven Unbewussten kommuniziere. Der Patient würde mit seiner individuellen Thematik zu einer „Antenne", die aus dem kosmischen Bewusstsein alle erforderlichen Informationen anziehe. Das geht bis zu der Schlussfolgerung, dass Fachkenntnisse zum Testen nicht nötig seien, weil das kollektive Unbewusste ohnehin deutlich mehr wisse, oder dass unser Wissen sogar (wegen möglicher Ergebniserwartungen) stören könne.

Mit dieser Sicht kann ich mich aber nicht anfreunden, denn sie deckt sich nicht mit meinen Erfahrungen. Prüfen Sie einmal selbst, ob das kollektive Unbewusste eine Art „kostenloser Selbstbedienungsladen" ist:

***Zugang zu einer universellen Datenbank?***

Testen Sie die Geburtsdaten bekannter Persönlichkeiten aus, vielleicht auch ihre Geburtsorte oder ihr Sterbedatum. (Das ergibt logischerweise nur dann einen Sinn, wenn Sie diese Daten nicht zufällig noch aus der Schulzeit auswendig wissen!). Zur Kontrolle schlagen Sie sie später in Lexika nach.

Oder nähmen Sie lieber die Fahrpläne der *Deutschen Bahn*? Lassen Sie sich per Muskeltest etwa die Verbindung zwischen Hamburg und Erfurt „ausdrucken". – Hand aufs Herz: Würden Sie auf der Basis eines solchen Testergebnisses eine Reise planen?

Oder nehmen Sie lieber die Lottozahlen? Wer es nicht mit den Zahlen der kommenden Ziehung riskieren möchte, dem empfehle ich, es mit den Zahlen einer früheren Ziehung zu probieren, denn diese sind nicht nur im kollektiven Unbewussten, sondern auch in der Lottozentrale und in der Zeitung abgespeichert.

Falls Sie mehr als 50 Prozent richtige Ergebnisse testen, melden Sie sich bitte bei mir, dann muss ich mein Konzept revidieren.

Hätten wir ungefilterten Zugang zu dieser universellen Datenbank, müssten wir 100 Prozent Treffer haben oder wenigstens 98 Prozent. Wäre Muskeltesten tatsächlich ein Surfen im kosmischen Internet, dann ließen sich diese Experimente natürlich auch auf die Medizin übertragen. Und schon könnte jeder Tester kraft des Testergebnisses einen Facharzt anweisen, was er zu tun hätte – ohne eigene Kenntnisse die Dosierung einer Chemotherapie festlegen, zum Beispiel; oder ihm zumindest sagen, auf welcher Seite in welchem Lehrbuch die Lösung seines „Falles“ steht.

Und welche Chance für die Kriminalistik: Wer die Bank überfallen oder den Geschäftsführer umgebracht hat, ist dem „Universum“ doch längst bekannt – warum also nicht den Täter per Muskeltest suchen? Und auch gleich noch seinen Aufenthaltsort?

> Die Erfahrung spricht dafür, dass wir über den Muskeltest oder unsere Intuition *hin und wieder* Informationen „empfangen“, die uns überraschen. Sofern es gute und heilsame Informationen sind, sollten wir dafür dankbar sein. Die Erfahrung spricht aber ebenso dafür, *dass wir nicht willkürlich darüber verfügen können!*

Auch sollte zumindest bedacht werden, ob Testergebnisse, die über morphische Felder zustande kommen, automatisch korrekt sein müssen. Denn wenn die Hypothese solcher mentalen Speicher zutrifft, dann ist in ihnen *alles* gespeichert – ohne Rücksicht auf gut und schlecht, richtig und falsch. Wenn wir allein schon die Anteile menschlicher „Eingaben“ in dieses Feld, inklusive aller Irrtümer, über die Jahrtausende hinweg betrachten, dürfte dort *weniger* Brauchbares zu finden sein als vielmehr allerlei „Gedankenschrott“ (so, wie auch im Internet Informatives, Belangloses, Unsinn und sogar Kriminelles nah beieinanderliegen).

Ob wir nun, eher technisch betrachtet, eine kosmische Datenbank vermuten, die irgendwann, ähnlich der Schwerkraft, auch von der Wissenschaft nachgewiesen wird, oder ob wir uns auf Informationen einer unsichtbaren – geistgeführten – Welt stützen: Die technische Version muss auf „Schrott“ geprüft werden, und ebenso müssen, wenn wir uns auf Informationen einer jenseitigen Welt berufen, die „Geister geschieden“ werden. Denn:

> Nicht alles, was aus unsichtbaren Quellen kommt, muss automatisch wahr sein!

Offenbar bleibt mir also, selbst wenn ich per Inspiration beschenkt werde, nicht erspart, mir selbst ein Urteil darüber zu bilden und zu entscheiden, was ich mit den empfangenen Informationen anfange. Ich muss also, auch bei Inspiration aus dem „kosmischen Internet“, weiterhin eine Vielfalt von Einflüssen beachten, die sich in der Anwendung des Muskeltests miteinander verweben. Zu diesen gehören Patient, getesteter Reiz, meine eigenen Voraussetzungen als Testerin und *hin und wieder* auch ein wenig aus der virtuellen Datenbank. Wer da welche Rolle in welcher Intensität spielt und wie wir dieses wechselseitige Miteinander verstehen können, soll Thema der nachfolgenden Kapitel sein.

*

### *In Kürze für Eilige:*

*Der Patient ist kein automatischer Antwortgeber und der Muskeltest liest nicht nur eine direkte Reaktion auf einen Reiz ab. Immer fließen auch Kenntnisse des Testenden mit ein und ebenso kommt es hin und wieder zu einer Kommunikation mit Anteilen des kollektiven Unbewussten.*

# Informations- und Kommunikationsfelder

## *Der rote Faden*

*Was die Erwartungshaltung beim Muskeltest mit „Schwarmverhalten“ zu tun hat und wie die unterschiedlichen Ergebnisse verschiedener testender Therapeuten mit Rupert Sheldrake und mit dem Familienstellen zusammenhängen*

*

Spätestens bei der Frage, wer denn nun für die Antworten beim Muskeltesten verantwortlich ist, und bei der Beobachtung, dass sowohl der testende Therapeut wie auch das kollektive Unbewusste in die Ergebnisse hineinwirken, dürften Einsteiger verunsichert werden, Kritiker ins Diskutieren und erfahrenere Kinesiologieanwender ins Nachdenken kommen: Sind wir uns eigentlich klar darüber, wer da was mit welcher Wertigkeit in den Muskeltest einbringt? Spätestens an dieser Stelle kommen wir an der Frage nach *mentalen* Einflüssen kaum noch vorbei.

Ich verstehe andererseits nur zu gut, dass jemand, der sich auf solch ein merkwürdiges Verfahren wie den Muskeltest einlässt, dann doch wenigstens so vieles wie möglich physiologisch gesichert und objektiviert wissen möchte. Ein „Mitmischen“ unwägbarer Instanzen wie Geist und Bewusstsein erscheint dabei als ausgesprochen störend, weil es unberechenbar und schwer zu definieren ist.

In meinen Seminaren zur Ausbildung in analytischer Kinesiologie und in Vorträgen gab ich mir deshalb anfangs alle Mühe, mich auf möglichst viel Objektives im Test zu berufen. Ich versuchte die Einflüsse vonseiten der Untersuchenden nicht zu sehr ins Rampenlicht zu rücken, um die Teilnehmer nicht von vornherein zu verunsichern. Meist beließ ich es bei der Aufforderung, Erwartungen zu vermeiden, so, wie ich es selbst in Kinesiologiekursen gelernt hatte.

Obwohl ich gerade in der *Erwartungshaltung* brisanten Zündstoff vermutete, vertiefte ich das Thema nicht, zumal ich in den ersten Jahren als Kursleiterin vermutlich recht unbeholfen reagiert hätte, wenn jemand auf diesem Thema insistiert hätte. Ich hielt mich für klüger, wenn ich tiefere Informationen über die Einflüsse des Testenden erst an Fortgeschrittene weitergab.

### *Manipulation mit dem Muskeltest?*

Nicht im Kurs, aber wenigstens im Fernsehen ist es mir gelungen, den Aspekt der Erwartung geschickt auszublenden. 1992 wurde ich zusammen mit meinem Ehemann und dem befreundeten Heilpraktiker, der uns die Kinesiologie nahe gebracht hatte, zu einem Fernsehauftritt eingeladen: bei „Phantastische Phänomene" mit Rainer Holbe. Wir bekamen 15 Minuten der kostbaren Sendezeit im Abendprogramm, um den Muskeltest zu demonstrieren!

Um die Seriosität der Sendung zu wahren, wurden wir von einem Zauberexperten auf Tricks und manipulative Machenschaften geprüft. Der Spezialist für Täuschungsmanöver nahm unser Testverfahren äußerst kritisch unter die Lupe, und als er keinen Trick fand, argwöhnte er, ich würde ein bestimmtes Ergebnis „wollen" und damit auf die Versuchsperson übertragen. Als ich ihn fragte, *wie* ich denn mein Wollen in das Muskelsystem des Probanden (gegen dessen Willen) hineinzaubern könne, gingen ihm die Argumente und Bedenken aus – und *ich* vermied tunlichst, ihm vorzuführen, dass das, was er befürchtete, vielleicht doch funktionieren könnte …

In meinen Kursen hingegen hat es „leider" nicht funktioniert, diese Taktik beizubehalten. Immer, wenn ich mir das vorgenommen hatte, traten bei den Übungen der Teilnehmer Situationen auf, die sich auf ehrliche Weise nur mit *mentalen* Einwirkungen erklären ließen.

Irgendwann schließlich versuchte ich gar nicht mehr, den Kursabsolventen etwas vorzuenthalten, sondern sprach von Anbeginn offen über meine Ideen zu den Prinzipien des Muskeltests. Entgegen meinen anfänglichen Befürchtungen haben meine Hypothesen über mentale Kommunikationsfelder die Teilnehmer nicht verwirrt, sondern ihnen geholfen zu verstehen und sie in der Anwendung des Tests sicherer gemacht.

Obwohl allein schon unser Zahlen-Manipulationsspiel (vgl. weiter oben) das Phänomen der Gedankenübertragung sichtbar und spürbar belegt, wird dieser Bereich immer noch in der parawissenschaftlichen Schublade abgelegt. Andererseits gibt es bereits einige fundierte Forschungsansätze zur interpersonalen und transpersonalen Wirkung von Gedankenkräften. Einer ihrer Pioniere ist Rupert Sheldrake, ein englischer Naturwissenschaftler, der sich seit Jahrzehnten unter anderem intensiv mit Telepathie auseinandersetzt (auch mit derjenigen zwischen Mensch und Tier, vgl. sein Buch *Der siebte Sinn des Menschen*). Seine Beobachtungen, Versuche und Datensammlungen erfüllen alle wissenschaftlichen Anforderungen an Signifikanz, was aber längst nicht heißt, dass er allgemein wissenschaftlich anerkannt ist.

Sheldrakes Bücher zu Gedankenübertragung und mentalen Feldern sind nicht nur verblüffend und unterhaltsam, sondern in ihrem wissenschaftlichen Anspruch allen zu empfehlen, die sich auf dokumentierte Untersuchungen berufen wollen. Vor allem seine Hypothese der morphischen oder morphogenetischen Felder ist revolutionär.

In Kürze gesagt sind die morphogenetischen Felder unter anderem dafür zuständig, Informationen zu „materialisieren". Dazu gehört beispielsweise, dass sich aus den in den Genen gespeicherten Informationen auch die dazugehörigen morphologischen Merkmale entwickeln. Die Wissenschaft freut sich mit Recht, den Gencode dechiffriert zu haben; sie hat für die Gene eine Topografie erstellt: wo beispielsweise schwarze Haare, Größenwachstum, Temperament und musische Begabung lokalisiert sind und in welcher Sequenz von Nukleotiden sie ausgedrückt sind. Aber erklärt sich daraus, wie die in allen Körperzellen gleich angelegten Gene es schaffen, die Haare auch wirklich schwarz zu machen und sie nur dort wachsen zu lassen, wohin sie gehören? Wie wird der Bauplan *umgesetzt*? – Sheldrake (vgl. Literaturverzeichnis) schreibt die Materialisation des genetischen Bauplans Feldern zu, in denen ein geistiges oder energetisches Prinzip wirkt, das die Realität formt (Seitenzahl des Zitats nicht mehr zu ermitteln):

> „Würde man behaupten, dass Zellen, Gewebe und Organe sich einfach automatisch selbst zusammensetzten, wäre dies das Gleiche, wie wenn man alle Materialien zur richtigen Zeit zu einer Baustelle schaffen würde und das Gebäude würde sich dann aufgrund blinder physikalischer Kräfte automatisch selbst zur richtigen Form zusammenfügen. Offensichtlich ist dies nicht der Fall. Gebäude errichten sich nicht selbst, und sie werden nach einem Plan erbaut, einem Plan, der außerdem nicht in den Baumaterialien enthalten ist. Er ist eher eine Art räumliche Vorstellung, ein Informationsmuster. Gleichwohl hat er reale Auswirkungen und entscheidet darüber, wo die Baumaterialien angebracht werden und welche Form das Gebäude annimmt."

Schon der griechische Philosoph Platon (428/427–348/347 v. Chr.) sprach übrigens davon, dass allem und jedem, was existiert, immer eine Idee, ein Geist, ein Plan zugrunde liege, dem die Materialisation folge. Von anderen modernen Wissenschaftlern werden ähnliche Felder postuliert, die sie etwa „Attraktoren" nennen – umschreibbar als etwas, was in eine Entwicklungsrichtung zieht.

Noch auf ganz andere Weise ist in den letzten Jahren die Frage nach mentalen oder energetischen Feldern ins Gespräch gekommen: Nirgendwo erlebt man das verblüffender als bei den systemischen Aufstellungen, vielleicht besser bekannt als „Familienstellen". Wie auch immer man zu diesem Verfahren stehen mag, bei dem zuweilen auch unqualifizierte Anwender „mitschwimmen" mögen: Systemische Aufstellungen überzeugen, weil sie funktionieren: Wer als „Stellvertreter" im „Feld" einer Person oder einer Qualität steht, spürt beeindruckend genau in deren Empfindungen hinein. Dass es funktioniert, hat sich tausendfach erwiesen – wie beim Muskeltest. Erklärbar ist das Phänomen der systemischen Aufstellung ebenfalls nur durch informationstragende Felder. (Vgl. Albrecht Mahr: *Konfliktfelder – Wissende Felder*, Heidelberg 2003)

Sogar aus der Physik, vor allem aus Erkenntnissen der Quantenphysik, kommen immer mehr Belege dafür, dass unser Sein systemisch-prozesshaft ist und nicht statisch-objektiv. Zu den Wegbereitern dieser Erkenntnisse gehören etwa Albert Einstein, Werner Heisenberg, Niels Bohr und Max Planck. (Im Überblick gut nachzulesen bei Hans Peter Dürr: *Auch die Wissenschaft spricht nur in Gleichnissen*, Freiburg 1991.) Wenn die Teilchenphysik zu dem Schluss kommt, dass der *Beobachter* eines Experiments dessen Ablauf *beeinflusst*, kann man auch dort Hinweise auf ein Feldgeschehen ableiten.

Dass diese Erkenntnisse sich noch nicht als Allgemeingut durchgesetzt haben, liegt wohl weniger an ihrer Überzeugungskraft als am begrenzten Horizont und der geringen Bereitschaft des etablierten Wissenschaftsbetriebs, sich auf neuartige Sichtweisen einzulassen. Und wenn ich von mir persönlich ausgehe: Meine akademische Ausbildung hat mich nicht auch nur ansatzweise befähigt, die Relativitätstheorie, die Krümmung des Raumes und die Zeitlosigkeit der Zeit zu begreifen. Aber was ich begreife, ist dies: dass unser überkommenes mechanistisches Weltbild nicht mehr ausschließliche Geltung beanspruchen kann.

Beim Thema Gedankenübertragung oder Kontakt zum kollektiven Unbewussten bedeutet dies, dass wir auch ein neues Verständnis unseres Denkapparates, unserer Gehirnfunktionen, brauchen.

Im Modell der morphischen Felder als Informationsvermittler wäre unser Gehirn nicht der *Produzent* von Gedanken, sondern eher eine Art persönliches Resonanzinstrument, das ähnlich einem Mobiltelefon sendet und empfängt, ohne selbst die Gespräche zu *produzieren.* Wie ohne das Mobiltelefon kein Gespräch möglich ist, brauchen wir unser Gehirn, um innerhalb der morphischen Felder mental zu kommunizieren. Wenn das Handy bzw. Gehirn gestört oder geschädigt ist, leidet die Funktion – dann *kann* man nicht telefonieren oder Telepathie betreiben, was aber kein Beweis dafür ist, dass das Handy oder das Gehirn der *Ausgangpunkt* für die Aktivität ist.

Nach solchen Hypothesen wäre das Gehirn nicht völlig eigenständig und nur seinem „Besitzer" zugänglich, sondern stünde wie eine individuelle Schaltstelle über ihn hinaus mit noch nicht genau bezeichneten Feldern in Kontakt, aus denen es ebenfalls „Einfälle" auffängt. Die Sorge, unsere Individualität könne damit infrage gestellt sein, ist so unberechtigt wie die Vorstellung, dass zwei Smartphones von ihren Nutzern genau *identisch* mit Klingeltönen, Adressbuch, Apps und Benutzeroptionen programmiert werden. Die Empfangs- und Sendeeigenschaften bleiben demnach höchst individuell, indem der Benutzer wählt, wohin er zum Beispiel seine Aufmerksamkeit und seine Intention lenkt, und dort zeigt die von ihm ausgerichtete Energie ihre Wirkung.

Also können wir annehmen, dass auch die mentalen Übertragungen beim Muskeltesten möglicherweise über dieses morphische – oder ein ihm verwandtes – Feld vermittelt werden. Mit der Existenz eines Feldes, in dem sich geistige Qualitäten auswirken (auch materiell), lassen sich viele bislang ungeklärte Phänomene des Muskeltests stimmig erklären, einschließlich sämtlicher Stolpersteine, die ich in vorangegangenen Kapiteln beschrieben habe. Felder dieser

Art werde ich im Folgenden synonym als Bewusstseins-, Informations- oder Kommunikationsfelder bezeichnen.

Wenn ich in den nächsten Kapiteln meine Ideen zu Kommunikations- oder Bewusstseinsfeldern vorstelle, so mögen es letztlich dieselben Felder sein, die bei systemischen Aufstellungen „angezapft“ werden oder von denen Rupert Sheldrake spricht. Da es im Falle des Muskeltests jedoch um eine andere Nutzungsqualität geht, möchte ich in meinen Formulierungen von dieser Vorgabe oder einem Vergleich unabhängig bleiben. Gern überlasse ich Ihnen als Leser und der zukünftigen Forschung, dieser Frage weiter nachzugehen, ob es am Ende nur ein einziges Feld gibt, in das wir unterschiedlich eintauchen, oder ob es eine Fülle spezifischer Felder mit je eigenen Gesetzmäßigkeiten geben könnte.

## *Alltagserfahrungen*

Je länger ich mich aus Anlass dieses Buches mit dem Thema Felder beschäftige, desto mehr habe ich den Eindruck, dass unser ganzes Leben geradezu von solchen Feldern durchsetzt und bestimmt ist, ohne dass wir dessen gewahr werden. Vieles spricht für die Existenz von Feldern, über die Informationen welcher Art auch immer ausgetauscht werden, beispielsweise beim Schwarmverhalten von Tieren: Wie gelingt es, dass alle Einzelwesen eines Fisch- oder Vogelschwarms zugleich blitzartig die Richtung wechseln, ohne miteinander zu kollidieren?

Keine Reaktion, die den Anweisungen eines „Führers“ folgt, könnte so unglaublich schnell ohne heilloses Chaos umgesetzt werden. Die Eleganz, mit der ein Fischschwarm bei hoher Geschwindigkeit eine Kehrtwendung macht, erinnert mehr an einen Gesamtorganismus als an eine Vielzahl von Individuen, sodass man sich fragt, was sie alle gleichzeitig aufeinander abstimmt. Die Idee eines Feldes, in dem sich noch unbekannte Formen von Kommunikation abspielen, könnte ein solches Miteinander erklären.

Auch Menschen agieren in solchen Feldern miteinander und verschmelzen zu einem Ganzen, indem sich ihre Funktionen ergänzen und aufeinander abstimmen. Um ein populäres Beispiel zu nennen: Das Spiel einer guten Fußballmannschaft lebt von diesem Spüren, wo der Ball hinkommt und wer wohin laufen wird. Vielleicht macht dieses „Eins-Sein" einer Mannschaft einen Teil der Faszination beim Zuschauen aus? Ein anderes Beispiel wäre ein Orchester: Es reicht nicht, auf den Dirigenten zu starren und erst *danach* zu spielen, sondern „irgendetwas" koordiniert sich auch zwischen ihm und den Musikern *unmittelbar*, ebenso wie zwischen den Musikern untereinander. Beim Singen in einer Gruppe bin ich immer wieder verblüfft, wie wir ohne Regieanweisung gemeinsam den Einsatz und den Ausklang finden und unsere Lautstärke und Tonhöhe aufeinander abstimmen können.

Ähnlich dürfte auch zwischen Mensch und Tier kommuniziert werden. Gute Reiter lenken ihr Pferd durch das Aufeinander-abgestimmt-Sein; und meine Katze „roch" es förmlich längst vor dem Kofferpacken, wenn ich einige Tage mit ihr verreisen wollte: Da sie nicht gern Auto fuhr, verschwand sie drei Tage vor dem Start unter dem Bett.

Sogar schnelles Autofahren auf dicht befahrenen Straßen funktioniert möglicherweise nicht ohne Ansätze dieses „Schwarmverhaltens" …

Vieles spricht für die Existenz von Kommunikationsfeldern. Nur können wir diese Felder leider nicht sehen, nicht hören und nicht anfassen. Das muss allerdings keineswegs ein Argument *gegen* ihre Existenz sein. Auch bei Feldern aus dem Bereich der Physik sind wir schon daran gewöhnt, sie nicht messen, sondern nur an ihren *Auswirkungen* ablesen zu können. Die Existenz von Magnetfeldern erkennen wir an der Ausrichtung von Eisenteilchen, wie beim Kompass, der sich nach dem Erdmagnetfeld orientiert. Ohne solche Anzeiger wären die Menschen vermutlich gar nicht auf die Idee des Magnetismus gekommen.

Ähnlich ist es bei der Schwerkraft, beim Gravitationsfeld: Wir brauchen es für unsere Bodenhaftung – aber es gehört so sehr zu den Selbstverständlichkeiten unseres Lebens, dass wir darüber nicht weiter nachdenken, und eigentlich fiel es größeren Teilen der Menschheit erst so richtig in seiner Bedeutung auf, als uns die Raumfahrt mit dem *Verlust* der Gravitation in der Schwerelosigkeit (durch die Entfernung von der Erdanziehung) bekannt machte.

Und so ist es keineswegs auszuschließen, dass es über die bekannten technisch definierten Felder hinaus weitere Arten von Feldern gibt, die für uns so selbstverständlich sind wie die Luft zum Atmen, sodass sie uns zunächst in ihrer Existenz nicht weiter auffallen.

*Wie* selbstverständlich ein solches Feld, das mentale Qualitäten überträgt, in unserem Leben und in der Kinesiologie geradezu vorausgesetzt wird, wird mir bei fast jedem meiner Vorträge oder Einführungen zum Muskeltest vor Augen geführt. Immer wieder werde ich von Teilnehmern gefragt, wie ich denn zum stummen Dialogtest stehe – womit die rein gedankliche Kommunikation mit dem Probanden beim Muskeltest gemeint ist. Ich werde nicht etwa gefragt, ob oder wie das funktioniert; die Fragen beziehen sich jeweils nur auf Inhalte oder ethische Gesichtspunkte – dass diese Kommunikationsform *möglich* ist, wird demnach für selbstverständlich gehalten.

> Nehmen wir also einmal an, dass so etwas wie ein Informations-, Bewusstseins- oder Kommunikationsfeld existiert, das beim Muskeltest mitwirkt und unter anderem die Grundlage für mentale Übertragungen ist.

Dieses Feld war natürlich nicht der *Ausgangspunkt* auf meinem kinesiologischen Weg, sondern eher ein *Schlusspunkt* der Erkenntnis. Aus den Erfahrungen, die ich im Laufe vieler Jahre beim Testen sammelte, erkannte ich zwar immer klarer, *wie* es am besten funktioniert, aber nicht, *warum*. Es musste jedoch eine Antwort geben und diese musste mit allem zu vereinbaren sein, was ich sonst in der Kinesiologie gelernt hatte. Erst am Schluss der Erfahrungs- und Gedankenkette kamen die Felder „ins Spiel". Und das sogar buchstäblich: Während ich einige dieser Kapitel (vor allem über die Felder) schrieb, saß ich auf meinem Balkon. Die Tischdecke flatterte leicht im Hamburger Wind – nur leicht, denn ich hatte schöne Deckenhalter gefunden, die sie am Tisch festhielten: *Magnete* in Blumenform, zwischen die die Decke geklemmt wird.

Weil mir schon mehrmals der Vergleich mit Magneten in den Sinn gekommen war, begann ich mit ihnen zu *spielen* und einiges auszuprobieren. Auf einmal ging es mir wie Archimedes in der Badewanne: Heureka, ich hab's! Das Magnetfeld und das Kommunikationsfeld – könnten sie etwas gemeinsam haben? Könnte das Magnetfeld eventuell ein alltäglich vertrautes Bild liefern zum Verständnis dessen, was sich beim Muskeltesten zwischen Tester und Getestetem abspielt?

Begeistert fing ich an zu experimentieren, las in meinem alten Physikbuch nach, schob sozusagen das Dia „Magnetfeld" über die Erfahrungen mit dem Muskeltest. Es passte genial: Magnetfeld trifft Mentalfeld! In einem alltäglichen, vertrauten Phänomen finden wir tatsächlich eine Entsprechung für die Prinzipien der mentalen Interaktion, die aus der Erfahrung zwar zu belegen, aber so schwer anschaulich zu machen sind!

Wenn ich meine Beobachtungen aus dem therapeutischen Miteinander beim Testen gerade mal wieder zu abstrakt finde, schaue ich mir an, was der Vergleich mit den Magneten hergibt. Indem diese physikalische Parallele so kongruent mit vielen Gesetzmäßigkeiten beim Muskeltest erscheint, macht sie etwas plastisch greifbar, was sich sonst ausschließlich auf Erfahrung und Behauptung gründen würde. Also werden wir hin und wieder auf diesen Vergleich zurückkommen.

Die Bausteine unseres Magnetspiels in den nachfolgenden Kapiteln sind:

- Magnet
- magnetisierbare Teilchen
- Magnetfeld
- Minimagnete
- der große Erdmagnet

Die Übertragung auf den Muskeltest ergibt folgende Elemente:

- Therapeut
- Patient / Proband
- Testumfeld
- zu testender Reiz
- ein Informationsfeld jenseits der beteiligten Personen und Dinge

*

### *In Kürze für Eilige:*

*Viele Phänomene, die beim Muskeltesten auftreten, lassen sich mit dem Modell von Kommunikations- oder Informationsfeldern erklären. Ähnliche Felder kennt die Physik. Auch in der Biologie scheinen sie von Bedeutung zu sein.*

# *Das Feld des Testenden*

## *Der rote Faden:*

*Was führt der Therapeut beim Muskeltesten „ins Feld“? Was fördert und was stört beim Muskeltesten? Wie wird ein Therapeut zum kraftvollen „Magneten“?*

*

Bei kaum einer anderen Untersuchungsmethode stolpere ich so häufig über ein Missverständnis der Therapeutenrolle wie beim Muskeltest, vor allem über die Idee, *Nichtwissen* bei der Arbeit zu akzeptieren oder gar zu befürworten. Ein absurder Gedanke, den wir uns wohl kaum bei einem Kfz-Mechaniker, bei einem Rechtsanwalt oder einem Zahnarzt erlauben würden!

So bin ich manchmal geradezu entsetzt, wenn ich von Lesern, die keinerlei medizinischen Hintergrund haben, gefragt werde, was denn die Schwächung eines bestimmten Alarmpunktes zu bedeuten habe oder woher sie die Nosoden (das sind sehr spezifische homöopathische Therapiemittel) bekämen, die sie selbst nach der „Anleitung“ in einem meiner Bücher bei ihrem Nachbarn / Kollegen / Kind ausgetestet hätten …

Kaum einer meiner Kurse verging, ohne dass jemand die Idee äußerte, Anwender des Muskeltests sollten ohne jeglichen Eigenanteil geöffnet sein für einen völlig neutralen Informationsfluss von Wahrheiten. Das geht von Formulierungen, der Therapeut müsse „ein unbeschriebenes Blatt Papier“ sein, bis hin zu dem Vorschlag einer (nichttherapeutischen) Kursteilnehmerin, zahnärztliche Werkstoffe dürften grundsätzlich nur von einem Fachfremden getestet werden. Therapeuten mit Fachkompetenz, die die Kurse besuchen, fühlen sich dann gelegentlich brüskiert, zumal sie den Muskeltest ja gerade erlernen wollen, um in ihrem Fachbereich mehr als bisher zu erfahren …

## Keine Erwartungen bitte!

Ich denke, dass es zu kaum einem Thema in der Kinesiologie mehr Missverständnisse gibt als zum Thema Erwartungshaltung. Wie schon erwähnt, ist es für Kinesiologieanwender Ehrensache, sich vor der Übertragung eigener Erwartungen auf das Testergebnis zu hüten; das heißt, das Phänomen der Übertragung ist bekannt und man bemüht sich, sie zu vermeiden.

Das wirft zwei spannende Fragen auf:

1. Wie kann man überhaupt mittels Erwartung (das heißt: ohne Veränderung der Testtechnik) die Muskelreaktion eines *anderen* Menschen beeinflussen? Das heißt ja letztlich, *dass wir rein mental in einer fremden Person eine physiologische Reaktion auslösen können.* Wenn das funktionierte, wäre es der schlagende Beweis für telepathische Übertragungen – und natürlich ein Hinweis auf die Existenz solcher Felder, von denen in diesem Buch die Rede ist.
2. Von welchen Gesetzmäßigkeiten hängt es ab, *was* mental übertragen wird und was nicht? Oder anders gesagt: Was sind denn diese gefürchteten „Erwartungen" eigentlich, wie drücken sie sich aus, wie kommen sie zustande und gibt es darin unterschiedliche Wertigkeiten?

Wenn wir von der Beobachtung ausgehen, dass sich überhaupt irgendetwas mental übertragen lässt, dann ist es nicht mehr mit dem Bemühen getan, solche Übertragungen einfach nur umgehen zu *wollen*. Die Frage ist nämlich, ob wir auf die Weise, durch die wir solche Einflüsse auszuschalten meinen, unser Ziel tatsächlich erreichen. Es könnte ja ähnlich sein wie bei den Pilzen: Selbst wenn man jeden einzelnen Spross abpflückt, entfernt man damit nicht das *unterirdische* Myzel, aus dem die Pilze nachwachsen. Das Entscheidende für die Pilze wie für die Erwartungen liegt offenbar *unter* der sichtbaren Oberfläche.

Mit anderen Worten, es nützt nichts, mentale Übertragungen um jeden Preis vermeiden zu wollen. Solange wir die Gesetzmäßigkeiten der Übertragung von Erwartungen nicht verstanden haben, lassen sich auch ihre *verborgenen* Kanäle nicht entdecken, durch die sie sich einschleichen kann. Dann wähnen wir uns vielleicht in Sicherheit, indem wir – siehe oben – Erwartungen durch *Verzicht* auf Fachkenntnisse zu eliminieren meinen, während uns andere Qualitäten von „Erwartung“ unerkannt entgehen.

Ich möchte nochmals betonen, dass es nach all meinen Erfahrungen den Muskeltest im „wissensleeren“ Raum gar nicht gibt; und Muskeltesten ohne jeglichen Bezug ergibt auch wenig Sinn. Denn wir testen ja gerade, um etwas Spezielles herauszufinden. Unsere Fragestellung ergibt sich aus Kenntnissen und somit steht hinter jeder Muskeltestanwendung eine konkrete Absicht, eine Ausrichtung. Sinnvoll fragen kann man nur auf der Basis von Vorkenntnissen.

Insofern durchleuchtet der Muskeltest den Untersuchten sozusagen wie ein gedankliches Röntgengerät. Wie man das technische Gerät bewusst und korrekt justieren muss, um die zu untersuchende Region aussagekräftig abzubilden, muss man auch das, was durch den Muskeltest sichtbar gemacht wird, *verstehen* können. Egal, ob es dabei um medizinische Befunde geht, um die Suche nach psychischen Blockaden, um das Aufdecken von Lernstörungen, um die Entscheidung für Zahnmaterialien, um kinesiologisch definierte Dysbalancen oder um Verträglichkeit von Nahrungsmitteln.

> Der Muskeltest ist eine *Erweiterung* bereits vorhandener Grundlagen und nicht ein unabhängiges System. Er greift als Untersuchungsmethode in einen Pool vorhandener Kenntnisse hinein und wird dort zu einer hochkarätigen erweiternden Entscheidungshilfe.
>
> Der Muskeltest als solcher legitimiert niemanden zu einer Aktion, die er nicht auch *ohne* Muskeltest machen dürfte, könnte oder würde.

Damit versteht sich eigentlich von selbst, in welchen Bereichen der Muskeltest am besten funktioniert: nämlich dort, wo man kompetent ist. Anders herum: Fachlich „keine Ahnung" zu haben ist nicht die Lösung, die ein erwartungsfreies, verantwortungsvolles Muskeltestergebnis garantiert.

## Fragen zum Feld des Testenden

- Wohin müssen wir leuchten, um die möglicherweise im Dunkeln übertragenen Informationen zu entdecken?
- Der testende Therapeut steht im Blickfeld – doch welche Aspekte spielen nun wirklich eine Rolle? Und vor allem: in welcher Gewichtung?
- Was charakterisiert „Erwartung" im Unterschied zu anderen Gedanken oder mentalen Kräften?
- Springt jeder flüchtige Gedanke über, der durch die Gehirnwindungen huscht? Gibt es einen Filter für „gute" oder „böse" Absichten?
- Setzen sich eher bewusste oder eher unbewusste Anteile durch?
- Wie groß ist der mentale Einfluss überhaupt?
- Kann man eine Objektivitätsgarantie einbauen? Wenn ja, wie?
- Gibt es überhaupt verlässliche Kriterien dafür, dass bzw. wie man sich vor störenden Erwartungseinflüssen sicher schützt?

Die nachfolgende Auflistung (ungewichtet und ohne Gewähr für Vollständigkeit) nennt Einflussmöglichkeiten beim Muskeltest, die ich in meiner praktischen Erfahrung kennengelernt habe. Lassen Sie sich nicht abschrecken von Umfang und Komplexität – aus der Vielschichtigkeit lässt sich am Ende wieder das Einfache erkennen und anwenden, nämlich das Prinzipielle.

**Einflüsse des Testenden**

| *konstruktiv* | *störend* |
| --- | --- |
| Fachliches Wissen und Können | fixierte Überzeugungen |
| Wissen und Können in Bezug auf die Testmethode | Manipulation |
| Sicherheit, Souveränität | Zweifel, Unsicherheit |
| Integrität | Unkonzentriertheit |
| Authentizität | Erwartungen |
| Wohlbefinden | Dirigismus |
| Persönliche Qualitäten | starke körperliche und psychische Stressbelastung |
| Selbstwahrnehmung | |
| Sensibilität und Rezeptivität | Eigennutz |
| Führungsstärke | mangelnde Kommunikationsfähigkeit |
| Wohlwollen und Empathie | |

Alle diese Komponenten haben einen (unterschiedlich starken) Einfluss auf Testklarheit und -ergebnis.

## Sicherheit als Verstärker

Was stark ist, setzt sich meistens durch – so auch beim Muskeltest; und Sicherheit ist beim Muskeltest eine entscheidende Stärke. Sicherheit fördert klare und eindeutige Testergebnisse. Das betrifft die Sicherheit in der Methodik ebenso wie die Sicherheit im untersuchten Metier.

Wer beispielsweise die Muskelphysiologie berücksichtigt und die Testfunktionen (Reizreaktion, Raster, Dialog) beherrscht, wird klare Muskelantworten ablesen.

Wobei die Sicherheit nicht unbedingt auf objektiven und berechtigenden Kriterien beruht, sondern mehr auf der Selbsteinschätzung. Das heißt, wenn jemand sehr von sich selbst überzeugt ist, aber wenig fachliche Kenntnisse hat, wird er *klare,* möglicherweise aber *falsche* Testergebnisse bekommen.

Wenn jemand gute Hintergrundkenntnisse besitzt und auch den Muskeltest gut beherrscht, die eigenen Fähigkeiten aber stark anzweifelt, werden die Ergebnisse oft verwaschen bleiben – die (wenigen) *deutlichen* Reaktionen werden dann aber zutreffen. Es ist, als wenn durch Unsicherheit eine Watteschicht um den Magneten gelegt wird, durch die hindurch auch die Ergebnisse „wattig" werden.

> Sicherheit des Therapeuten – gleich ob begründet oder eingebildet – hat im Kommunikationsfeld des Muskeltests den stärksten Einfluss auf die Eindeutigkeit der Ergebnisse.

Sicherheit bündelt wie eine konvexe Glaslinse die einfallenden Informationen und macht sie schärfer, Unsicherheit verstreut sie wie eine konkave Linse und macht die Ergebnisse diffus.

Und schon kommen wir zum zweiten Sicherheitsfaktor: Wir möchten ja nicht nur *eindeutige* Ergebnisse bekommen, sondern vor allem *richtige*. Damit sind wir beim Wissen, in das der Muskeltest hineingreift, denn „richtig" und „falsch" misst sich an sachlichen Resultaten.

Hier bestimmt dann die *fachliche* Sicherheit maßgeblich mit, wie klar der Muskeltest ausfällt. Als Therapeuten tragen wir beim Testen unseren Wissenspool ins Kommunikationsfeld, ob wir uns dessen bewusst sind oder nicht. Je sicherer wir uns in unserem Wissensgebiet bewegen, desto deutlicher wird auch hier das abzulesende Ergebnis. Wissen und Fähigkeiten des Testenden fließen in den Untersuchungsablauf ein, der Patient reflektiert sozusagen dessen Kenntnisse durch seinen individuellen Filter und der Muskeltest übersetzt die Information wiederum für den testenden Therapeuten.

Sicherheit ist also ausgesprochen erwünscht beim Muskeltest, weil wir verlässliche und klare Aussagen brauchen – und genau diese „Sicherheit“ wird bisweilen zum Fallstrick. Denn man kann sich seines Wissens sicher sein, ohne dass dies der Wahrheit entsprechen muss – und dieses Scheinwissen lässt uns möglicherweise in unbeabsichtigte Erwartungsfallen laufen.

Die Liaison aus Wissen oder Scheinwissen und Sicherheit heißt „Überzeugung“. Überzeugung stellt sich selbst nicht infrage. Damit übergeht sie die Notwendigkeit zu prüfen, inwieweit Testergebnisse, die unter ihrer Einwirkung zustande kommen, tatsächlich der Wahrheit des Getesteten entspringen.

Während reines Wissen wertfrei und neutral ist, können Überzeugungen richtig oder falsch sein. Durch die mit ihnen verbundene Sicherheit spielen sie ebenso stark in den Muskeltest hinein, wie sie auch sonst auf der Welt zu allen Zeiten mit ihrem „So ist es!“ die Menschheitsgeschichte dominiert haben. Egal, ob es darum geht, dass Sonne um Erde oder Erde um Sonne kreist, oder ob es um überholte medizinische Behandlungen geht, um Inquisition oder Glaubenskriege oder um Ergebnisse beim Muskeltest:

> Wenn Wissen Macht bedeutet, dann sind Überzeugungen noch mächtiger – gleichgültig, ob sie richtig oder falsch liegen.

Gar nicht so einfach: Wir *brauchen* Sicherheit für verlässliche Ergebnisse, und zugleich soll die Sicherheit mitverantwortlich sein für möglicherweise falsche Ergebnisse – wie verträgt sich das?

Der Muskeltest als unser Detektor zur Suche verborgener Wahrheiten verhält sich ähnlich wie ein Metalldetektor. Wie ein Metalldetektor nicht nur bei wertvollen Schätzen ausschlägt, so reagiert auch der Muskeltest nicht nur auf Wertvolles, Echtes. Es gibt einige Mitläufer im Verbund der eigentlich gesuchten Information, die der Wahrheit manchmal zum Verwechseln ähnlich sehen und die wir kennen und unterscheiden sollten.

## Überzeugungen & Co.

Zur näheren oder ferneren Verwandtschaft der Wahrheit gehören unter anderem: Wissen – Überzeugung – Meinung – Glauben – Vorstellung – Erwartung.

Was nun genau „die Wahrheit" ist, weiß natürlich auch ich nicht, aber ich möchte mich auf sie ausrichten, so gut ich kann; zumindest auf die Wahrheit des Getesteten, des Klienten, und da auch nur auf den Teil, der mich als Therapeutin aktuell etwas angeht. Diese Wahrheit steht im Dienste des Klienten, egal, ob es dabei um gesundheitsfördernde Nahrungsmittel, um gedächtnisstärkende Übungen, um tiefgreifende organische Sanierungsmaßnahmen oder um seelisch-geistige Entwicklungsimpulse geht.

Eine Aussage mit *Wahrheits*anspruch muss prinzipiell auch belegbar sein. Das könnte etwa heißen, den Knochensplitter aus dem Rachen eines Hundes zu entfernen, nachdem der Muskeltest auf einen Fremdkörper im Hals hingewiesen hat. Andere Wahrheiten beweisen sich langsamer: Manches Samenkorn kann erst anhand der ausgetriebenen Pflanze richtig identifiziert werden und so brauchen manche Nachweise für die Richtigkeit von Testergebnissen ihre Zeit. Wenn wir aber wissen wollen, ob wir auf dem richtigen Weg sind mit dem Muskeltest, benötigen wir grundsätzlich einen Realitätsabgleich.

Ein Realitätsabgleich setzt *Wissen* voraus. Die Information des Untersuchten trifft auf das Wissen eines Untersuchenden. Dieses Wissen besteht aus einer Sammlung von Daten, Fakten und Erfahrungen und impliziert die *Fähigkeit*, diese zu erweitern oder zu korrigieren oder in einen größeren Zusammenhang zu stellen und zu deuten. Die Deutung selbst ist nicht Teil des Wissens, sondern eine persönliche Interpretation.

Wissen ist grundsätzlich wertfrei, „objektiv", offen und erweiterungsfähig. Wissen schließt Unwahres aus, insofern kann es zwar unvollständig, aber niemals falsch sein. („Ich weiß, dass Wasser drei

Aggregatzustände einnehmen kann. Ich weiß, dass ich zwei Töchter habe. Ich weiß, dass meine Katze unterm Schrank sitzt.“)

> Wissen ist aktiv oder passiv bewusst; schlummerndes Wissen kann wieder wachgerufen werden.

Während Wissen immer neutral und immer wahr ist, dürften *Überzeugungen* nicht die Wahrheit für sich beanspruchen, sie tun es aber. Sie entspringen aus Wissen, Halbwissen oder Scheinwissen und geben dieses für sicheres Wissen aus. Überzeugungen sind charakterisiert durch Rigidität. Sie können zutreffen, müssen aber nicht. Sie geben jedoch vor, richtig zu sein. Oft verschmelzen sie mit Deutungen, die den Weg bereiten zu Urteilen und Vorurteilen. („Ich bin überzeugt, dass der Muskeltest vom Prinzip her einfach ist. Ich bin überzeugt, dass Rauchen schädlich ist. Ich bin überzeugt, dass Hunde treu und Katzen falsch sind.“)

Überzeugungen sind als solche meist nicht bewusst, sondern werden mit Wissen verwechselt, zumal sie oft aus denselben Quellen stammen wie das Wissen, nämlich von Eltern / Lehrern / Ausbildern / Institutionen / Büchern usw. Wir übernehmen deren Überzeugungen, weil sie sozusagen im „Kombipack“ mit Wissen verabreicht werden. Überzeugungen sind gekennzeichnet durch das unumstößliche Gefühl von Sicherheit.

Wenn sich die kompromisslosen Zügel der Überzeugung lockern, weicht diese zur *Meinung* auf. Eine Meinung ist uns bewusst. Wir sind uns bewusst, dass wir nach Antworten, Deutungen, Erklärungen suchen, die Meinung drückt eine persönliche Sichtweise aus. („Ich meine, dass die *Casa Palermo* das beste italienische Restaurant in der Stadt ist. Ich meine, dass Umwelttoxine für viele Allergien verantwortlich sind. Ich meine, dass eine andere politische Partei an die Regierung kommen sollte.“) Wir wissen, dass eine Meinung auch falsch sein kann, und lassen andere Meinungen in der Regel gelten. Das heißt, einer Meinung bin ich mir nie hundertprozentig sicher. Meine Meinung kann ich schnell ändern, wenn ich eine neue Erfahrung mache oder ein schlüssiges Argument höre. Meinung ist eher im Kopf angesiedelt, aber möglicherweise auch von innerem Wissen (Intuition) gespeist. In den Muskeltest mischt sie sich in der Regel nicht projizierend ein.

Das Wort *Glauben* hat unterschiedliche Bedeutungen: an etwas oder jemanden glauben („Ich glaube an Gott, ich glaube an deine Fähigkeiten …“) oder etwas für wahr halten („Ich glaube dir, was du sagst.“) oder etwas vage vermuten („Ich glaube, dass meine Katze unterm Sofa sitzt.“). *An* etwas glauben bedeutet, darauf zu setzen, darauf zu vertrauen – das ist für unseren Kontext der möglichen Übertragungen nicht relevant. Aber auch das vage Vermuten (= Glauben) wird in der Regel keinen Einfluss auf Testergebnisse haben, da es sich seiner Unsicherheit bewusst ist („Ich bin mir nicht sicher, ob meine Katze wirklich unter dem Sofa liegt.“) und damit ebenso durchlässig ist wie Meinungen.

*Vorstellungen* und *Erwartungen* sind die Kinder dieser mentalen Familie. Sie gehen aus von Überzeugung, Meinung und Glauben. Diese „Kinder“ mischen sich umso stärker in Testergebnisse ein, je mehr sie ihr Erbgut von der Überzeugung mitbekommen haben. Vorstellungen sind nicht immer leicht zu entlarven (weil sie für richtig gehalten werden), aber sie sind dem Bewusstsein näher und dadurch eher zu identifizieren als Überzeugungen.

Um es konkret auf die *Erwartung* beim Muskeltest zu beziehen:

> Erwartung kann aus Überzeugungen, Glauben oder Meinungen resultieren, nie jedoch aus Wissen. (Wissen ist offen und erwartet nichts.)
>
> Den Hauptanteil an den beim Muskeltesten übertragenen Erwartungen liefern die Überzeugungen, deren man sich nicht bewusst ist und die zugleich mit einer Haltung der Sicherheit durchgefochten werden.

Alle diese Faktoren können im Kommunikationsfeld zwischen testendem Therapeuten und getesteter Person Einfluss ausüben. Überzeugungen legen sich dabei wie eine harte Kruste um das Wissen und verhindern den offenen Zugang zur eigentlichen Wahrheit. Natürlich spielen auch Meinungen beim Muskeltest eine Rolle; indem sie situationsbezogene Vermutungen äußern, beanspruchen sie jedoch keine Sicherheit. Während die Sicherheitskruste der Überzeugung das Wissen fest umschließt und dem Testenden eher nicht bewusst ist, liegen Meinungen „locker" um das Wissen des Therapeuten und lassen einen Zugang dorthin offen, beeinflussen also das Testgeschehen nicht im Sinne einer Projektion.

Mit diesem Überblick über die Verwandtschaftsverhältnisse von Wissen, Wahrheit, Überzeugung & Co. wird rasch klar, wieso per Muskeltest untersuchende Therapeuten besonders oft das finden (müssen), was ihnen schon vertraut ist. Chirotherapeuten erkennen – auch per Muskeltest – vor allem Strukturdefekte und Haltungsschäden, Umweltmediziner „müssen" immer wieder Toxine ausleiten, Zahnärzte erkennen in Zähnen ganzheitlich wirkende Störenfriede, Neuraltherapeuten dasselbe bei Narben oder Rachenmandeln. Das ist völlig natürlich. Wir werden „Eigenes" im Test finden, da wir ja die speziellen therapeutischen Kenntnisse (= Wissen) als Handlungsoption brauchen. Mit Sicherheit werden wir bei fast jedem Krankheitsgeschehen auch in *unserem* Bereich fündig, greifen also mit unserem Wissen *den* Faden beim Patienten auf, der uns am nächsten liegt. Damit können wir durchaus richtig liegen, da ohnehin die meisten – vor allem chronische – Erkrankungen ein mehrschichtiges Ursachengeflecht haben.

So weit, so gut, so stimmig. Aber bleibt es weiterhin stimmig, wenn das zehnte Störfeld in Folge behandelt werden muss, wenn das -zigste Ausleitungsmittel eingenommen werden soll, ohne dass Heilungsfortschritte zu erkennen sind? *Meine einzige und bis jetzt nicht widerlegte Erklärung dafür liegt in unbewusst übertragenen Überzeugungen, das heißt Annahmen, die wir für gesichert halten –*

*und zwar so sicher, dass wir gar nicht auf die Idee kommen, trotz unserer Bereitschaft zur Neutralität etwas Unerwünschtes in den Test hineinzutragen.*

### *Allergien wegen Amalgam?*

Vor einigen Jahren betreute ich eine etwa 60-jährige Patientin, die unter schwersten Allergien litt, unter anderem Allergien auf extrem viele Nahrungsmittel sowie auf Pollen, Hausstaubmilben, Schimmelpilze, Duftstoffe und mehr. Ein Voruntersucher hatte alle Beschwerden auf eine massive Amalgamvergiftung zurückgeführt. Sie hatte sich langwierigen Zahnsanierungen und Ausleitungen mit starken Medikamenten unterzogen, ohne dass es ihr auch nur ein Quäntchen besser ging. Schließlich wurde ihr vom ganzheitlich behandelnden Arzt dringend nahe gelegt, sich die Kieferknochen ausfräsen zu lassen, um dort eingelagerte Amalgamrückstände zu beseitigen, die für ihre Allergien verantwortlich seien (– belegt durch sein Testverfahren).

Bevor sie sich dazu entscheiden wollte, suchte sie eine zweite Meinung. Der Muskeltest bestätigte zwar eine Restbelastung mit Amalgam (etwa 20 Prozent der Krankheitsursache) und riet diesbezüglich zu einer milden Ausleitung mit homöopathischen Komplexmitteln und Nosoden. Die restlichen 80 Prozent basierten auf psychischen Konflikten.

Nach drei Sitzungen mit Ermittlung und Auflösung alter belastender Muster vertrug sie wieder mehr als die Hälfte aller Nahrungsmittel problemlos! Sieben Jahre später sah ich die Patientin wieder, aus anderem Anlass. Unter Allergien litt sie so gut wie gar nicht mehr – auch ohne Ausfräsen der Kiefer …

Ein weiteres Erlebnis:

### *Neurodermitis wegen Kuhmilch?*

In meine Sprechstunde kamen Eltern mit einem Baby, das unter schwerer Neurodermitis litt. Es war zuvor von einem Spezialisten getestet worden, der eine Kuhmilchallergie als Krankheitsursache festgestellt hatte. Man empfahl der Mutter, auf Sojamilch umzustellen. Die Eltern waren verzweifelt, weil die Haut sich trotz der Ernährungsumstellung dramatisch verschlimmerte.

Nach meinem Test dagegen war das Kind allergisch auf Soja, vertrug jedoch ungewöhnlicherweise Kuhmilch. Ich selbst war irritiert über das Ergebnis, aber die Eltern waren bereit, es auszuprobieren, und es bestätigte sich tatsächlich: Die Haut wurde nach erneuter Umstellung deutlich besser und wir konnten in Ruhe die tiefer liegende eigentliche Krankheitsursache angehen, eine von der Mutter übernommene Schwermetallvergiftung. (Die Soja-Unverträglichkeit war nicht die *Ursache* der Neurodermitis, sondern ein verschlimmernder Auslöser.)

Wenn zwei Ergebnisse konträr zueinander stehen, kann der Fehler oder die Projektion theoretisch bei jedem der beiden Untersucher gelegen haben, also auch bei mir. In diesem Fall hatte der Verlauf schnell und eindeutig meinem Ergebnis recht gegeben. Offensichtlich spielte in die vorangegangene Testung das naturheilkundliche Wissen hinein, dass Milchunverträglichkeit *häufig* mitverursachend für Neurodermitis ist. Manche alternativen Methoden betrachten das als Fakt. Möglicherweise ist die „Sicherheit“ (= Überzeugung), dass Kuhmilch Neurodermitis auslöse, bei der Untersuchung des Babys irreführend geworden.

Wir können also beim Muskeltest, ohne es selbst zu merken, zunehmend zu Opfern unserer „Sicherheit" werden. Ein Hinterfragen unserer Überzeugungen dürfte uns nachdenklich machen: Was macht uns so sicher, dass Neurodermitis durch Kuhmilch bedingt ist, dass Katzen falsch und Hunde treu sind, dass Cholesterin für Herzinfarkt verantwortlich ist, dass Rohkost für jeden gesund ist, dass Quarzuhren beim Muskeltest stören …? – Genau, wir haben es so *gelernt*, öfter mal gehört oder möglicherweise mehrfach durch Erfahrung bestätigt bekommen. Solange wir keine gegenteiligen Erfahrungen machen, werden wir für bare Münze nehmen, was wir gelernt haben, sei es durch Eltern, Lehrer, Freunde, religiöse Institutionen, Fernsehen, Gurus oder schlaue Bücher. Denn ohne ausreichend eigene Erfahrung können wir wahr und unwahr, Wissen und Deutung nicht unterscheiden.

Überzeugungen sind also so etwas wie durch trügerische Sicherheit „entartetes" Wissen. Der Fehler liegt weniger im Inhalt, sondern mehr im *Umgang* mit dem Inhalt, nämlich im absoluten Wahrheitsanspruch.

> Beim Muskeltesten sind Überzeugungen Teil eines geschlossenen Systems, weil uns durch mentale Übertragung genau das bestätigt zu werden scheint, von dem wir „überzeugt" sind …

Das gilt für fachliche Überzeugungen ebenso wie für Überzeugungen hinsichtlich der Untersuchungsmethode, also in unserem Falle für Überzeugungen zur Funktionsweise des Muskeltests.

*Letztlich heißt das, dass ich in das Testfeld alles hineintrage, was ich gelernt und wie ich es gelernt habe.*

Je intensiver ich etwas lerne, je länger ich etwas praktiziere, desto tiefer assimiliere ich es, es wird immer mehr ein Teil von mir, egal, ob es sich um Fertigkeiten oder Unarten handelt. Und je fester das

Erlernte in mir verankert ist, desto *sicherer* fühle ich mich darin und desto kraftvoller wirkt es sich in meinem Feld aus. Relativ frische Kenntnisse hingegen drängen sich zwar zunächst in den Vordergrund, die noch *nicht* gefestigte Sicherheit erlaubt aber, „an den Kenntnissen vorbei" eher das Richtige zu testen, als das manchen „alten Hasen" gelingt.

*

## *In Kürze für Eilige:*

*Jeder Testende bringt, bewusst oder unbewusst, Elemente in das Feld des Muskeltests ein, die die Ergebnisse beeinflussen können. Wissen und urteilsfreie Kompetenz sind günstige Voraussetzungen für anhaltend erfolgreiche Arbeit mit dem Test. Überzeugungen und daraus resultierende (unbewusste) Erwartungen können beim Muskeltesten zu Fehlergebnissen führen.*

*Auf eine griffige Faustregel gebracht: Achte auf deine Gedanken und Überzeugungen – sie könnten zu Testergebnissen werden!*

# *Das Feld des Getesteten*

## *Der rote Faden:*

*Wer den Arm hinhält, darf seinem Denken freien Lauf lassen*

*

In Seminaren wird beim Thema Erwartungshaltung öfter angesprochen, inwieweit die Einstellung *des Klienten oder Patienten* sich auf die Muskeltestergebnisse auswirkt. Wenn wir von kommunizierenden Feldern sprechen, redet ja auch der Getestete als Betroffener ein Wörtchen mit. Immerhin sind es *seine* Informationen, die es abzulesen gilt, und es ist *sein* Wohlergehen, das wir als Therapeuten im Sinn haben.

Diese Frage lässt sich wohl kaum aus theoretischen Erwägungen beantworten, sondern nur aus Erfahrung und Hypothese. Grundsätzlich sind ja die Felder von Therapeut und Patient gleichwertig, der Untersuchte ist beim Muskeltest nicht „schwächer" als der Untersucher, sodass man eine Konkurrenz der unterschwelligen Einstellungen beider Beteiligten vermuten könnte. Zum Beispiel läge es nahe zu glauben, dass die Haltung des Patienten zum Mobilfunk oder zu bestimmten Ernährungsformen für das Testergebnis maßgeblich ist oder zumindest mit hineinspielen könnte.

> Alle Erfahrungen von Muskeltestungen sprechen *gegen* eine „Mitwirkung" des Getesteten durch seine persönlichen Ansichten.

So können Patienten vom gesundheitlichen Wert des Tabaks ebenso überzeugt sein wie von der Schädlichkeit von Bioäpfeln – der Test umschifft ihre Meinungsklippen elegant, er *ignoriert* diese Überzeugungen und bahnt sich den direkten Weg zu ihrer

Körperintelligenz – vorausgesetzt, der Therapeut macht seine Sache gut und der Patient gibt grundsätzlich seine Erlaubnis, dass er Zugang zu dieser Körperintelligenz bekommt. Das heißt, auch wer noch so gern die Äpfel durch Zigaretten ersetzen würde, wird beim Kontakt mit Zigaretten die Muskelkontrolle *verlieren* und bei Äpfeln „stark" bleiben – (es sei denn, er hat eine Apfelallergie).

> Grundsätzlich sieht es so aus, dass der untersuchte Patient im Muskeltest nicht seine *Überzeugung* sprechen lässt, sondern eine tiefere oder höhere Weisheit.

Entscheidend ist also für den Patienten nur die Bereitschaft, dem testenden Therapeuten seine „persönlichen Dateien" zu öffnen, auch wenn er selbst noch nicht weiß, was dabei herauskommt. Damit vertraut er sein Innenleben dem Tester und dessen Führung an; er hält sozusagen still, damit der Therapeut seine Arbeit nach bestem Wissen tun kann. Dabei genießt er einen gewissen Selbstschutz, nämlich indem sein Arm – achtsame Testung des Therapeuten vorausgesetzt – mit einer Blockierung des Muskels anzeigt, dass an dieser Stelle das Un(ter)bewusste nicht mehr weitergehen möchte. (Der Arm bleibt dann auch bei Stressreizen stark.)

Eine Untersuchung mit dem Muskeltest funktioniert also ähnlich wie andere medizinische und sonstige Untersuchungen auch: Der Arzt fragt, tastet oder horcht ab, röntgt oder macht Ultraschall – und der Patient lässt ihn gewähren. Dabei ist klar, dass er selbst nicht wissen und verstehen muss, was da fachlich gesehen passiert; es genügt, wenn entsprechende Kenntnisse vom Untersucher eingebracht werden. Daher vermögen die Einstellungen des Patienten (etwa zu Ernährungsformen oder Genussgiften oder auch die Erwartung bestimmter Krankheitsursachen) nicht zu verhindern, dass die eigentlichen Informationen der Körperintelligenz sich beim Muskeltest durchsetzen.

Natürlich kann sich der Patient auch oberflächlich „wehren" und Einfluss zu nehmen, indem er sich bei einer bestimmten Frage beispielsweise krampfhaft bemüht, den Arm zu *halten*. Erstens kann ein geübter Tester dies jedoch spüren, es verfälscht also das Ergebnis letztlich nicht, und zweitens hängt diese Reaktion dann nicht von der *inneren* Haltung oder Überzeugung des Probanden ab, sondern von einem willentlichen Kraftakt. Es bleibt dabei: Grundsätzlich gibt beim Testen der Testende den Ton an und der Getestete geht damit in Resonanz, ohne dass seine *Ansichten* mitschwingen.

Allerdings gilt auch: Keine Regel ohne Ausnahme! Sofern gerade die *Einstellungen oder Überzeugungen* des Patienten als solche im Test geprüft werden sollen – beispielsweise in der psychotherapeutischen Arbeit –, werden sich diese auch zu erkennen geben. Dabei bringt der Untersucher aber bereits die Absicht hinein, mit dem Muskeltest gerade nach verborgenen Überzeugungen des Patienten zu suchen, damit er dadurch herausfindet, welche hinderlichen Lebensmuster ihm im Wege stehen. In diesem Fall wird der Patient passend reagieren und seine *Überzeugung* offenlegen. (Beispiel: „Ich bin ein Versager.") In allen anderen Fällen brauchen wir als Therapeuten nicht zu befürchten, dass Meinungen der Patienten die Testergebnisse verfälschen.

Eine weitere kleine, sehr seltene Einschränkung soll nicht unerwähnt bleiben: Wenn ein noch unsicherer Tester (ein „Anfänger") jemanden testet, der ihm fachlich und/oder in Sachen Muskeltest deutlich überlegen ist, scheint das Feld gelegentlich zu „schwimmen", die Resonanz zwischen Testendem und Proband wird undeutlich, sodass sich in diesem Fall Gedanken und Ausrichtungen des Getesteten durchsetzen können. Am heikelsten ist es, die eigenen Ausbilder zu testen …

Wenn Sie mögen und sich mit dem Muskeltest schon gut vertraut fühlen, können Sie die Kraft der mentalen Felder auf beiden Seiten durch folgenden Versuch überprüfen:

***Das „Manipulationsspiel“ …***

… habe Ihnen bereits weiter vorn vorgestellt: Dabei nimmt der Tester sich vor, dass der Muskel der Testperson bei einer bestimmten Zahl nachgibt. Hat das bei Ihnen funktioniert? – Gut, dann gehen wir nun einen Schritt weiter: Jetzt denken sich Tester und Proband jeweils eine Zahl zwischen 1 und 10 aus und schreiben sie zur Kontrolle auf einen Zettel. Der Proband nimmt sich vor, dass sein Arm nur bei der *eigenen* Wunschzahl nachgibt (ohne den Arm absichtlich sinken zu lassen).

„Gewinner“ war bei allen Versuchen, die in meinem näheren Umfeld (bei Seminaren) durchgeführt wurden, immer diejenige Zahl, die der *Tester* in das Feld hineingegeben hatte! Je nachdem jedoch, *wie sicher* sich die Testenden in der Methode und gegenüber ihren Probanden fühlten, wurden die Muskelreaktionen am Muskel uneindeutig. Probieren Sie es aus!

So lässt sich also auch experimentell zeigen, dass der Einfluss des Getesteten (bzw. seiner Meinungen und Einstellungen) auf das Kommunikationsfeld eher untergeordnet ist.

*

## *In Kürze für Eilige:*

*Patienten brauchen nur ihre* Bereitschaft *zum Muskeltesten in die Sitzung einzubringen. Andere spezielle innere Haltungen, wie sie bei Therapeuten erforderlich sind, brauchen sie nicht mitzubringen.*

## *Das Feld des Testobjekts*

### *Der rote Faden:*

*Wieso Blindtestungen von Substanzen manchmal funktionieren, oft aber auch nicht, und warum es sinnvoll ist zu wissen, was getestet wird*

*

Nachdem wir die beiden Hauptakteure im Kommunikationsfeld des Muskeltests – Therapeut und Patient – kennengelernt haben, kommen wir nun zum speziellen Objekt unserer Neugier: zum Reiz, dessen Auswirkung auf den Patienten wir untersuchen möchten. Immerhin ist ja sein Einfluss so stark, dass das Gesamtsystem des Probanden darauf reagiert und sich über den Muskeltest entsprechend mitteilt.

Dass Reize unterschiedlichster Art unseren gesamten Organismus beeinflussen, ist eine Binsenweisheit: Eine Sinfonie kann uns „schweben" lassen, während eine kreischende Kreissäge Nackenverspannungen verursacht und die Laune verdirbt. Ein Bild kann uns erbauen, bedrücken oder kalt lassen. Der Duft einer leckeren Pizza kann im Körper sofort alles auf „Empfang" schalten, Magen, Darm und Speicheldrüsen geben ihr Bestes und die Mundwinkel heben sich zu einem erwartungsfrohen Lächeln, die Muskeln bewegen Arme und Beine und wir decken den Tisch.

Ein Reiz „macht" etwas in uns, er löst physiologische Vorgänge oder Gefühle oder Assoziationen aus und das Ergebnis kann man mit dem Muskeltest ablesen. Wir können nachvollziehen, dass ein Reiz über die Sinnesorgane aufgenommen und im Gehirn verarbeitet wird und damit eine Reaktion veranlasst – das ist ja der Sinn der Sinnesorgane. Und der Muskeltest übersetzt uns dabei, wann ein Reiz auf subtiler Ebene eine Gefahr oder Störung signalisiert. Dass „normale", vertraute Sinneswahrnehmungen auf den Organismus wirken und sich bis in die Muskelkontrolle fortsetzen können, ist also keine aufregende Neuigkeit.

Das große Rätselraten beginnt in der Kinesiologie aber beim Testen von Substanzen. Für diese Testobjekte kennen wir bislang keine Rezeptoren. Es ist doch bemerkenswert bis merkwürdig, dass wir das Körpersystem auf die unterschiedlichsten Arten von Substanzen testen können, von Nahrungs- und Genussmitteln über Hautcremes bis zu allopathischen Medikamenten, Waschpulver, Konservierungsstoffen und Kleidungsstücken. Dabei muss die Substanz nicht am Ort der Wirkung getestet werden, wir müssen die Zigarette nicht rauchen und nicht zehn verschiedene Sonnenschutzmittel auftragen. Es genügt, sie mit dem Körper in Kontakt zu bringen, sie können sogar in der Verpackung bleiben und es funktioniert auch dann noch problemlos, wenn sie auf den bekleideten Körper gelegt werden.

Zwar hat der Biophotonenforscher Fritz-Albert Popp für lebende Systeme eine Emission von Photonen nachgewiesen – also eine Art Eigenstrahlung beispielsweise von Zellen – und die Kirlian-Fotografie zeigt, dass nicht nur unsere Hände, sondern auch homöopathische Mittel auf unbelichtetem Fotopapier Lichtspuren hinterlassen. So gesehen könnten Substanzen ihre Strahlung *unmittelbar* an unsere Körperzellen abgeben, was wiederum über das Gesamtsystem registriert und per Muskel beantwortet würde. Aber:

- Sind Wäscheweichspüler, Haarshampoos, Acrylpullover und Zigaretten „lebende Systeme"?
- Wie stark wirkt deren Strahlung tatsächlich in die Interaktion von Therapeut und Patient hinein, und das auch noch durch die Kleidung hindurch?
- Wenn es objektiv eine Strahlung gibt, wie beeinflussen dann Verpackungen, die ja ebenfalls Schwingungen aussenden, das Testergebnis?
- Wie setzt sich beispielsweise die Strahlung von ½ g Pille gegen 2 g Glasröhrchen durch?
- Welche Art von Strahlung kann überhaupt so vom Körper aufgenommen werden, dass sie die Muskelkontrolle reaktiv

abschalten lässt, und das vor allem dann, wenn bei ein und derselben Substanz mit *anderer* mentaler Vorgabe diese objektiv gleich bleibenden Biophotonen mal die eine, mal die andere Reaktion im Muskelsystem bewirken?

- Und wenn es nur um die *Hautverträglichkeit* eines Waschpulvers geht, wie differenzieren dann die Zellen beim Empfangen der Biophotonen des Waschpulvers den Testzweck, wenn doch das Pulver aus einigen sicher nicht biologisch hochwertigen Chemikalien besteht, als Wäschepflegemittel jedoch *verträglich* ist?

Ich finde den kinesiologischen Substanztest bis heute, trotz tausendfacher Funktionsnachweise, ausgesprochen rätselhaft. Keine Theorie darüber konnte mich bisher wirklich zufriedenstellen. Die Phänomene, die ich im Laufe der Zeit beobachtet habe, lassen sich nirgends wirklich sicher einordnen.

Gegen die Hypothese, dass die Substanzen spezifische Schwingungen an den Körper weitergeben, spricht einmal die Tatsache, dass unter bestimmten Umständen selbst abschirmende Verpackungen noch Informationen durchlassen. Darüber hinaus gibt es merkwürdige Diskrepanzen innerhalb von Blindtestungen. Es gibt noch etliche Erscheinungen, in denen sich zwar gewisse Gesetzmäßigkeiten abzeichnen, die aber noch so wenig wissenschaftliche Untermauerung haben, dass sie eine große Herausforderung bleiben – einerseits für weitere Forschungen, andererseits bei dem Versuch, auch ohne wissenschaftliche Erklärungen glaubhaft weiterzumachen und seriös aufzutreten.

## Hilft der Doppelblindversuch weiter?

Weil der Substanztest noch rätselhaft ist, versucht man wenigstens experimentell sein Geheimnis zu ergründen. Ein gängiges Verfahren dafür, das auch der Wissenschaft entgegenkommt, ist der Doppelblindversuch. Zwar sehen einige moderne Wissenschaftler, besonders Physiker, diese Untersuchungsform für manche Fragestellungen als überholt und ungeeignet an, aber der Blindversuch ist immer noch anerkannter wissenschaftlicher Standard. Da ich durch meine akademische Laufbahn im herkömmlichen Sinne wissenschaftlich geprägt bin, bemühte ich mich – wie viele meiner Schüler und Kollegen – immer wieder um entsprechende Belege.

Der Sinn eines Doppelblindversuchs beim Muskeltesten ist es, den Einfluss der Untersuchenden zu eliminieren. Hier geht es also weniger um das Wissen der Probanden im Sinne der Suggestionswirkung, sondern um das Ausschalten des Therapeutenwissens. Beim Blindversuch scheint einzig die Interaktion zwischen Substanz und Proband geprüft zu werden. Die Ergebnisse solcher Versuchsreihen und Arbeitsprotokolle sind aber eigenartig. Oft gelingt es signifikant, geeignete Therapiemittel auszutesten oder Allergien oder Krankheitsbelastungen aufzudecken, die auch medizinisch nachgewiesen werden können. Mehrmals habe ich in der Praxis über Nosoden (als Testampullen für biochemische Krankheitsursachen) im Blindtest und ohne Kenntnis der Patientenvorgeschichte Infektionen nachweisen können, die durch Laborkontrollen oder durch *nachträgliche* Befragung bestätigt wurden. Auch haben wiederholt zwei verschiedene Tester aus einer größeren Auswahl von Mitteln bei einem Patienten unabhängig voneinander dasselbe Mittel als optimal getestet. Da scheiden Zufallstreffer aus.

### *Laboruntersuchung bestätigt Doppelblind-Muskeltest*

Eine Heilpraktikerin testete bei einer Patientin per Blindtest mit Testkasten eine akute Cytomegalie-Infektion aus. So etwas wird in der Praxis nur selten im Akutstadium diagnostiziert, zumal die Beschwerden meist unspezifisch sind und die entsprechenden Laboruntersuchungen teuer. Da die Patientin aber sehr krank war, erklärte sich die Hausärztin auf die Bitte von Patientin und Heilpraktikerin einverstanden, das Blut auf diese Infektion untersuchen zu lassen. Das Labor erbrachte den Nachweis eines hochakuten Cytomegalie-Infektes.

Wunderbar, dachten wir in unserem Ausbildungsteam, das ist nicht nur beeindruckend, sondern darauf kann man sich sogar verlassen!

Kaum waren wir uns in diesem Fall unserer Sache sicher, da spielten uns die Ergebnisse einen Streich nach dem anderen. Was hatte es zu bedeuten, dass wir das eine Mal Trefferserien hatten, das andere Mal aber „voll daneben" lagen? Unter welchen Bedingungen funktioniert der Test besser, unter welchen weniger gut oder gar nicht?

*Ein* Versuch machte uns besonders nachdenklich. Er sollte die Theorie untermauern, dass sich substanzspezifische Informationen auf den Probanden übertragen und folglich an ihm abzulesen sind.

Eine Arbeitsgruppe benutzte die Probanden als Testmedium, um eine unbekannte Substanz zu identifizieren. Dazu bekamen sie Teströhrchen mit verschiedenen farblosen Flüssigkeiten (Wasser, Grillanzünder, Zuckerlösung und andere) in die Hand und als Raster wurde verbal vorgegeben, dass der Muskel stark bleiben sollte, sobald die beim Testen *angesprochene* Substanz mit derjenigen im Röhrchen übereinstimmte. Sofern sich eine substanzeigene Schwingung dem Probanden mitteilte, musste der Muskeltest den „Treffer" anzeigen.

Und siehe da: Es funktionierte anfangs! Doch schon in der anschließenden Wiederholungsrunde lagen die Treffer nur noch auf Zufallsniveau. Ähnliche Ergebnisse kenne ich auch von anderen, die den Substanztest ergründen wollten. Verständlicherweise sind solch launische Phänomene Wasser auf die Mühlen der Skeptiker.

Darüber habe ich mir immer wieder den Kopf zerbrochen. Wenn ich aber schon keine Erklärung fand, so sammelte ich zumindest gewisse Gesetzmäßigkeiten:

- Es gelingt verlässlicher, einen Patienten auf *subjektive* Faktoren (blind) zu testen, als ihn fremde Substanzen ohne persönlichen Bezug identifizieren zu lassen.

- Die verlässlichsten Ergebnisse haben diejenigen Testenden, die *wissen*, was sie testen, dabei aber offen und ohne Erwartung bleiben. Begünstigt werden die Trefferquoten auch, wenn die Tester zumindest wissen, in welcher Substanz*kategorie* sie sich gerade bewegen, etwa Vitamine oder Homöopathika, Nahrungsmittel oder Waschpulver, Hautcremes oder Zahnwerkstoffe.
- Die Stimmigkeit der Ergebnisse wird gefördert, wenn die Therapeuten zwar nicht wissen, was gerade *konkret* getestet wird, aber mit der Materie an sich vertraut sind (zum Beispiel Homöopathen, die aus einer Vorauswahl von Mitteln per Test das optimale bestimmen).

Ebenfalls korrekte Ergebnisse erhalten Tester, die zwar nicht wissen, was sie gerade testen, aber ganz besonders entspannt-aufmerksam sind und sich im Testablauf Zeit lassen.

Aus diesen Beobachtungen kann ich nur schließen, dass erstens der Substanztest unbestreitbar funktioniert und dass zweitens noch irgendetwas anderes (über die Substanz hinaus) den Test mit beeinflusst. Was as ist, das möchte ich anhand unseres Modells der Informationsfelder zu klären versuchen.

Alle Substanzen dürften ihr eigenes „Informationsfeld" haben, was auch immer das heißen mag. Wird eine Substanz in das Feld des Patienten gebracht, treten also drei Felder in Interaktion: Substanz, Patient, Therapeut. Alles spricht dafür, dass das Substanzfeld im Vergleich zu dem eines Lebewesens sehr schwach ist – die mentale, menschliche Energie dominiert eindeutig: Wenn eine Substanz getestet wird, die der Therapeut mit Überzeugung für etwas anderes hält, reagiert der Muskel fast ausnahmslos auf das, was der Therapeut zu testen *meint*, anstatt auf die reale Substanz (auch ohne dass er eine Erwartung auf den *Ausgang* des Ergebnisses einbringt).

In unserem „Magnetfeldvergleich" sind die Substanzen, die in das Testfeld gebracht werden, wie winzige Minimagnete, da sie eine eigene, allerdings geringe Schwingungskraft haben. Sie bewirken etwas im Probanden, aber aus sich heraus haben sie längst nicht die Stärke, die der Therapeut ins Feld einbringt. Das heißt, das Wissen des Testers potenziert offensichtlich das Informationsfeld.

So erklärt sich auch die Schwierigkeit, über ein Testmedium eine *fremde* Substanz zu analysieren, die weder Tester noch Proband kennen. Die Substanz bringt zwar ihr schwaches Feld ein, aber dieses Feld muss in der getesteten Person eine Resonanz finden – Resonanz verstärkt die schwachen Signale. Das geschieht leichter, wenn sie an etwas andocken kann, was den Probanden selbst betrifft und für ihn eine Relevanz hat.

Das heißt, das Medium Patient bekommt einfacher Zugang zu den Informationen der Substanz, wenn seine persönlichen Sensoren dafür geschärft sind. Ein geeignetes Heilmittel beispielsweise hat für ihn eine wesentlich größere Relevanz als ein eigentlich uninteressantes Objekt wie die Grillanzünderflüssigkeit, zu der ihm der individuelle Bezug fehlt. Hier muss sich das sensorische System viel mehr „bemühen", das Feld einer Substanz zu „scannen", damit es verbal abgerufen werden kann.

Somit ist es für einen analysierenden Test nicht nur wichtig, dass der Testende ein klares und ruhiges Feld aufbaut, sondern auch, dass sich die getestete Person „durchlässig" macht, sozusagen meditativ einstimmt (also eine *Ausnahme* von dem, was ich im Kapitel „Das Feld des Getesteten" gesagt habe). Darüber hinaus muss der Tester in seinem Dialog mit dem System des Probanden äußerst klar formulieren, um sozusagen eine *Spur* im Klienten zu legen, auf der die geeigneten Rezeptoren ansprechen können.

## Der Surrogattest

Hier bietet es sich an, auf eine weitere spezielle Muskeltestvariante hinzuweisen, in der sich mehrere Felder mischen: auf den Surrogattest: Wenn eine Person (oder ein Wesen) nicht selbst den Muskeltest ausführen kann (zum Beispiel kleine Kinder, Tiere, Bewusstlose,

Muskelkranke), kann eine andere Person als „Übersetzer“ oder Stellvertreter zwischengeschaltet werden, die den Patienten berührt und ihren eigenen Arm zum Test anbietet. Auch dieser Dritte im Bunde bringt, selbst wenn er „nur“ übersetzen soll, ein eigenes Informationsfeld ein.

***Beim Surrogattest genau hinschauen!***

Per Surrogattest über meine Arzthelferin stellte ich bei einer Patientin durch Testampullen eine Borrelienerkrankung fest (eine Infektion durch Zeckenbiss mit schwerem chronischem Verlauf), den die Laborkontrolle jedoch nicht bestätigen konnte. Daraufhin testete ich die Helferin allein – wieder mit Hinweis auf Borrelien. Die Blutuntersuchung wies bei ihr eine hochakute Infektion nach, die wir umgehend behandelten, sodass meine Mitarbeiterin nachweislich seit inzwischen mehr als 12 Jahren völlig symptomfrei blieb. Test und Labor bestätigten die abgeheilte Infektion.

Auch dieses Erlebnis zeigt, dass wir aufmerksam beachten müssen, wer oder was in das gemeinsame Feld hineinwirkt und welches Feld dominiert. Diese Erfahrung aus meiner Praxis spricht dafür, dass eine getestete Substanz bei demjenigen „andockt“, der die stärkere „Haftfläche“ bietet, wie in diesem Fall die ohne ihr Wissen erkrankte Arzthelferin. Ich habe allerdings noch nicht genügend weitere Beobachtungen gesammelt, um daraus allgemeingültige Schlüsse ziehen zu können.

*

### *In Kürze für Eilige:*

*Das Informationsfeld von* Substanzen *wirkt eher schwach im Zusammenspiel mit den starken Feldern von Therapeut und Patient. Blindtestungen haben keinen Vorteil gegenüber Tests, bei denen der Testende die Testobjekte kennt.*

*Wo Blindtestungen nötig oder sinnvoll sind, ist ein absolut konzentriertes und ruhiges Arbeiten in ausreichendem Zeitrahmen erforderlich. Demnach ist es beim Substanztest eher sinnvoll, zu* wissen, *was gerade getestet wird.*

# *Das „kollektive Unbewusste"*

## *Der rote Faden:*

*Wieso das Größere das Schwächere ist und sich nicht automatisch durchsetzt*

*

Unsere Betrachtung der Feldstärken und ihrer Wechselwirkungen wäre nicht vollständig, wenn wir die letzte Komponente außer Acht ließen, das kollektive Unbewusste, oder salopp ausgedrückt: das „kosmische Internet".

Wenn man von Größe und Kraft ausgeht, sollte man meinen, dass *diese* Informationsquelle, die uns über morphische Felder zugänglich zu sein scheint, den weitaus stärksten Einfluss im Kommunikationsfeld des Muskeltests haben müsse. Müsste das kollektive Unbewusste nicht wegen seiner Universalität alle Einflüsse der übrigen Beteiligten (der Therapeuten, der Patienten und der zu untersuchenden Reize) absolut dominieren? Was könnte stärker sein als solch eine kosmische Kraft?

Dieser Gedanke mag zwar naheliegen, wäre aber ein Trugschluss. Wenn wir uns nochmals auf den Vergleich mit den Magneten besinnen, können wir ja auch nicht feststellen, dass das Feld des Erdmagneten (der hier mit dem kollektiven Unbewussten korrespondiert) sich dominierend einmischt. Natürlich sind die Erdmagnete die größten und stärksten, Haushaltsmagnete hingegen verschwindend winzig. Dennoch macht jeder Haushaltsmagnet „vor Ort" dem Erdmagneten Konkurrenz: Die Eisenteilchen fliegen nicht alle an den Nordpol, sondern an den Haushaltsmagneten. Und doch ist das Erdmagnetfeld so stark, dass es eine Kompassnadel über Tausende von Kilometern hinweg ausrichtet, vorausgesetzt, dass kein anderer Magnet dazwischenfunkt und keine Eisenteile ihn abschirmen.

Entsprechend teilt sich beim Muskeltest das Feld des *Testenden* stärker mit als die globale Einwirkung des kollektiven Unbewussten.

Denn: *Der Therapeut ist „dichter dran“ und wirkt damit unmittelbarer. Der Testende ist notwendigerweise die Schaltstelle zu dieser Instanz und muss aus der unerschöpflichen und unselektierten kosmischen Datenbank sozusagen durch die richtigen Antennen die spezifischen Informationen abrufen können.*

> Beim Muskeltest ist es immer der Testende, der die Fäden in der Hand hat.

Er bringt sich zumindest in zweierlei Weise in das Feld des Muskeltests ein: hauptsächlich direkt durch sein eigenes Wissen und Können, hin und wieder auch durch seinen potenziellen Draht zum „kosmischen Nachrichtensender“. Den ersten Aspekt haben wir bereits beleuchtet, dem zweiten widme ich hier noch ein paar abschließende Gedanken:

Es ist in der Rückschau auf Erfahrungen nicht zu übersehen, dass die am besten erreichbaren Botschaften des kollektiven Unbewussten unweit von unserem eigenen Wissensgebiet liegen. Um in diese Zonen hineinzugreifen, die ja eigentlich noch fremd sind, muss der Therapeut ganz besonders „fein justiert“ und empfänglich sein, so, wie die Nadel eines Kompasses frei beweglich gelagert sein muss, um vom Magnetfeld der Erde ausgerichtet werden zu können. Dabei wird kein anderer Magnet im Feld geduldet (beispielsweise unterschwellige Überzeugungen des Testenden). So entsteht ein subtiles Wechselspiel zwischen dem, was der „Magnet Therapeut“ ins Feld bringt, und dem, was er durch Öffnung gegenüber dem „universellen Bewusstseinsmagneten“ erfährt. Beides ist nötig, beides bedingt sich wechselseitig. Seiner Funktion in diesem Zusammenwirken darf und muss der Therapeut sich bewusst sein. Welche Konsequenzen und Chancen sich daraus für ihn in seiner Rolle als Therapeut ergeben, das ist Teil eines späteren Kapitels.

*

### *In Kürze für Eilige:*

*Auf der Grundlage unseres eigenen Wissens haben wir per Muskeltest Zugang zu Informationen aus dem kollektiven Unbewussten, jedoch dominiert jederzeit das starke Feld des testenden Therapeuten.*

## *Das Feld der Testumgebung*

### *Der rote Faden:*

*Warum es sich lohnt und wie es gelingen kann, auf dem „Spielfeld" Ordnung zu schaffen*

*

Auch wenn es beim Muskeltesten im Wesentlichen auf die *Mitspieler* ankommt (Therapeut, Patient, untersuchter Reiz, kollektives Unbewusstes), ist das *Spielfeld* nicht völlig unwichtig. Wie gut und sicher sich Ergebnisse beim Test ablesen lassen, wird nämlich durch die Umgebung, den Rahmen oder das Ambiente, in dem der Test stattfindet, begünstigt oder beeinträchtigt. Um auf das Bild des Magneten zurückzugreifen: Nicht allein die magnetischen Qualitäten des Therapeuten gehen in das Testfeld ein, sondern der „Zwischenraum" und die Umgebung haben ebenfalls Einfluss auf die Informationsübertragung, beim Muskeltest wie beim Magneten.

Vom Magneten wissen wir, dass das Feld *frei* sein muss, es sollte möglichst wenig „dazwischenliegen". Wenn Watte oder Stoff oder Ähnliches zwischen Magnet und Objekt liegt, verringert sich die Anziehung. (Eine *dicke* Tischdecke zum Beispiel wird von meinen Magnet-Tischdeckenhaltern nicht gehalten.).

Auch wenn das Objekt zu weit entfernt ist vom Magneten, wird er es nicht in gleicher Weise beeinflussen können, als wenn beide nah beieinanderliegen. (Wenn Sie gern experimentieren oder spielen, können Sie all das ausprobieren.)

Ebenso wenig scheint es dem Muskeltest förderlich zu sein, wenn das Arbeitsumfeld gestört ist, etwa durch Unruhe im Raum oder sonstige Ablenkungen. Ich rechne auch den körperlichen Abstand von Tester und Testperson zu den hier relevanten Faktoren:

Einerseits habe ich erlebt, dass wir einen Menschen unter Umständen in Abwesenheit testen können. So habe ich in Notsituationen kranke Kinder, die zuhause im Bett lagen, über die in der

Praxis anwesende Mutter getestet. Wir wissen noch viel zu wenig über diese Felder, um die Fernwirkung einfach zu negieren, aber auch zu wenig, um allzu locker damit umzugehen.

Andererseits ist ein Test über eine größere Entfernung für mich die absolute Ausnahme. Mag sein, dass ich das zu eng sehe, manche Therapeuten handhaben das sehr großzügig. Ich gehe zwar davon aus, dass uns die Vernetzung über Kommunikationsfelder solche Ferntests grundsätzlich möglich macht, wie es auch Sheldrake in seinen Büchern dokumentiert hat. Ich selbst tue mich aber schwer, das zur Alltagspraxis zu machen.

Denn je geringer der reale persönliche Kontakt, desto mehr Einflüsse spielen in das dazwischenliegende Feld hinein; das Risiko für Fehler steigt ohne die unmittelbare Resonanz, wie sie in einer persönlichen Sitzung möglich ist. Schließlich wird alles, was wahrgenommen oder „abgelesen" wird, in *dem* Moment zur *Deutung*, in dem es den Mund des Beraters oder Therapeuten verlässt. Und ob unsere Deutungen den Klienten erreichen und was sie bei ihm auslösen, können wir nur im unmittelbaren kommunikativen Kontakt prüfen. Zumindest erleichtert das direkte Miteinander es, sich auf den Probanden real und aufmerksam einzustellen.

Insofern hat letztendlich ein *förderliches Aktionsfeld* doch wieder mehr mit dem Testenden zu tun als mit einer von ihm unabhängigen „Umfeldverschmutzung", denn die Testenden haben es in der Hand, bei ihrer Arbeit für ein passendes und ungestörtes Ambiente zu sorgen.

Von diesem äußeren Arrangement lässt sich die Frage der *Zeit* nicht trennen, die ich oben schon kurz gestreift habe. Sogar ein technischer Magnet braucht eine gewisse Verweildauer (die in seinem Fall extrem kurz ist), um seine Wirkung auf Eisenteilchen zu entfalten: Je schneller der Magnet über die Teile „hinwegfegt", desto weniger von ihnen bleiben an ihm haften. Dasselbe gilt für Schnelltestungen. Ich bezweifle, dass sich ein Informationsfeld zwischen Tester und Proband in Windeseile aufbauen kann – oder, falls dieses Feld ohnehin schon da ist, dass sich der Testende so schnell in dieses Feld „einloggen“ kann. Ich zumindest brauche immer einen Moment, um mich „einzustellen“, und ich brauche auch Zeit, um entspannt-konzentriert zu sein – von Empathie, Wahrnehmung, Hinwendung ganz zu schweigen. Ich spreche hier nur vom rein „technischen“ Testablauf. Als „rasende Reporterin“ des Muskeltests habe ich weder bei mir noch bei anderen verlässliche Ergebnisse gesehen.

Das sind zwar recht viele Komponenten, an die es beim Testen zu denken gilt – die gute Nachricht aber ist, dass alle diese Bedingungen in der Hand des Therapeuten liegen und dass sie alle letztlich recht einfach umzusetzen sind. Solange der Testende entspannt und aufmerksam arbeitet, wird er im eigenen Interesse seine Umgebung so gestalten, dass er nicht abgelenkt wird oder unter Druck gerät.

Auf jeden Fall erleichtert *Verlangsamung* die ungeteilte Aufmerksamkeit, und diese ist Voraussetzung für verlässliche Ergebnisse. Obwohl ich mich in meiner Arbeit für kompetent und geübt halte und sehr schnell in einer Sitzung den Alpha-Zustand erreiche, weigere ich mich heute mehr als in den Anfangsjahren, „mal eben schnell zwischendurch“ etwas auszutesten. Ich traue jeder Art von Testergebnissen mehr, wenn ich weiß, dass ich mich wirklich auf Proband und Thema einstellen konnte.

*

### *In Kürze für Eilige:*

*Auch das Umfeld, in dem Therapeut und Patient sich beim Muskeltest begegnen, sollte ungestört sein, sodass die Informationen unverfälscht übertragen werden können.*

# Teil IV

# Konsequenzen

## Beim Muskeltesten „genau auf die Finger schauen“?

Nun wissen wir also, wie sich beim Muskeltesten durch die Informationsfelder Positives und Problematisches übertragen kann. Nachdem anfangs meine Frustration über viele Ungereimtheiten „Motor“ für dieses Buch war, versöhnte mich das Modell der Felder wieder, ja, es begeisterte mich sogar: Es zeigt, welchen Einfluss jeder Testende in diesem Feld hat. Es zeigt die Gefahren, aber es zeigt auch die Chancen. Das heißt, wenn wir von dieser Hypothese der Kommunikationsfelder ausgehen, ergeben sich daraus notwendigerweise Konsequenzen für unser Handeln.

Ein Teil der Konsequenzen vertieft etwas, was in kinesiologischen Schulungen meist bereits vermittelt wird, ein anderer Teil ergibt sich aus den Wechselwirkungen innerhalb der angesprochenen Felder.

Zum ersten Punkt: Zwar fordern sämtliche Schulungen der Kinesiologie ebenfalls Unvoreingenommenheit vom Testenden, aber ich empfinde es als einen entscheidenden Unterschied, ob Unvoreingenommenheit und Achtsamkeit als *gleichrangige* Aspekte neben *anderen* innerhalb der Methodik stehen oder ob die Bewusstheit und die damit verbundenen Einflüsse als *Grundlage* dieser Arbeit überhaupt verstanden werden. Im Falle der Gleichrangigkeit stehen die Bewusstseinsqualitäten als eine Säule *neben* anderen – aus meiner Sicht jedoch sind sie das *Fundament*, auf dem alle anderen Säulen ruhen bzw. aus dem sie erst hervorwachsen. Konkreter heißt das:

> Wenn der Einfluss des Bewusstseins innerhalb dieser Felder die *Basis* der gesamten Arbeit ist, gestalten wir selbst – bewusst oder unbewusst – einen großen Teil ihrer Bedingungen, die wir dann aber nicht zum integralen Anteil der Methode erklären dürfen.

Damit werden etliche oberflächliche „Bedienungselemente“ möglicherweise überflüssig und allemal wird mancher Streit über „richtig“ und „falsch“ geradezu absurd, wenn man weiß, dass wir durch Überzeugungen eigene Lehrmeinungen schaffen, die sich oft verbreiten und verselbstständigen, auch ohne einen Wahrheitsanspruch erheben zu können.

Ob wir dann Quarzuhren vor dem Test entfernen „müssen“, beim Einatmen oder beim Ausatmen testen, den Testpunkt für Störfelder hier oder dort lokalisieren oder bei der Arbeit einen rosafarbenen Pullover tragen „müssen“ ... – das wird sich als Selbstbestätigung im Testergebnis wiederfinden, weil wir dem Test ein entsprechendes mentales Feld überstülpen.

Ein Indiz, aus dem ich geschlossen habe, dass viele Elemente der Kinesiologie (unbewusst?) „erfunden“ worden sein müssen, liefern die sogenannten „Modalitäten“ beim Muskeltest. Das sind unterschiedliche Fingerhaltungen, die in der Kinesiologie bestimmten Behandlungskriterien zugeordnet sind und einer schnelleren Therapiefindung dienen. So gibt es Fingerhaltungen, die Krankheitsursachen zuordnen (– um eine Anwendung aus der analytischen Kinesiologie zu nennen) oder die den Einsatz von Bach-Blütenessenzen empfehlen.

Diese Modalitäten sind den *Mudras* des Yoga entlehnt und gehen in Resonanz mit Energieflüssen oder Informationen des menschlichen Systems. Gertrud Hirschi beschreibt in ihrem Buch *Mudras – FingerYoga für Gesundheit* Herkunft und Bedeutung vieler solcher Mudras – und weist darauf hin, dass ein und dieselbe Fingerhaltung in Indien eine andere Bedeutung haben kann als in China oder Tibet; und wieder eine andere Bedeutung verbindet die christliche Mystik damit.

Wenn diese Mudras „objektiv“ bestimmte Eigenschaften besäßen, könnte es solche Differenzen nicht geben. Daraus folgt, dass auch die Kinesiologie mit den Modalitäten nichts „Objektives“ *ge*funden haben kann, sondern etwas sehr Nützliches *er*funden und sinnvoll zugeordnet haben muss. Sie können demnach einfach ausprobieren, was geschieht, wenn Sie eine selbst ausgedachte Haltung oder Berührung mit einer gewählten Information verknüpfen – es wird so wirken, wie Sie es belegt haben (was all denen nicht neu sein dürfte, die NLP praktizieren).

Zu erkennen, dass ein großer Teil der Struktur und der Leitlinien der kinesiologischen Arbeit aus (unbewusst) selbst gezogenen „Halteseilen" besteht, kann einerseits entspannen, weil der Kopf von manchem Regelwerk freigeblasen werden darf. Andererseits wird die Anforderung an den Testenden keineswegs geringer, wenn er den Prinzipien folgt, die *unter* den Regeln liegen. Von ihnen aus zu agieren ist keineswegs ein Freifahrtschein für Beliebigkeit, sondern durchaus anspruchsvoll. Aber es macht frei und verschafft Souveränität und Sicherheit.

In diesem Sinne wage ich hier zu versprechen, dass es sich lohnt, sich der therapeutischen (und kinesiologischen) Aufgabe von der *grundsätzlichen* Wirkungsebene her zu nähern. Was anfangs etwas mühsamer erscheint als das Befolgen vertrauter Benutzerregeln, wird schon bald zu einer verinnerlichten Haltung. Diese wirkt dann nicht nur in die erlernte Methode hinein, sondern erlaubt, jede Art von Methode auf eine prinzipielle Weise zu erfassen und anzuwenden. Der Gewinn dabei ist der Freiraum zu individueller therapeutischer Gestaltung, oft verbunden mit vertieften Heilungsprozessen bei den betreuten Patienten.

Doch da die Götter vor den Lohn zunächst den Schweiß setzen, lade ich Sie ein, in den nachfolgenden Kapiteln noch näher anzuschauen, welche Bedeutung und welche Konsequenzen die Idee der Kommunikationsfelder für unsere kinesiologische und therapeutische Arbeit mit sich bringt.

# Es lebe die Objektivität!?

***Der rote Faden:***

*Wie ich über die Suche nach Objektivität wieder beim Vorzug der „Feldtheorie" landete und warum auch Technik keine Garantie für Objektivität ist*

*

In den vielen Seminaren, die ich im Laufe der Jahre absolviert oder geleitet habe, sind mir immer wieder Verunsicherung und Angst vor dem persönlichen Einfluss beim Muskeltest begegnet. Manche Kursteilnehmer erschrecken geradezu, wenn sie sich ihres persönlichen Anteils bewusst werden, und möchten ihn schnellstens zurückziehen. Immer wieder wird deshalb der Wunsch laut nach einem objektiven Werkzeug, mit dem wir „einfach nur messen" können, ohne „Selbstreflexionsakrobatik" betreiben zu müssen.

Obwohl in diesem Wunsch eine deutliche Selbstbegrenzung liegt, kann ich das gut verstehen, allein schon aus dem Motiv heraus, dem Patienten keinesfalls durch eigene Unzulänglichkeit zu schaden. Ebenso schließe ich mich dem Wunsch nach wissenschaftlicher Solidität an – und diese scheint bei so viel potenziellem Einfluss subjektiver Übertragungen doch reichlich fragwürdig.

## *Technik oder Therapeut?*

Manche versuchen zuverlässige Testergebnisse zu erreichen, indem sie den Therapeuten und seine subjektiven Einflüsse durch Messapparaturen ergänzen, in der Hoffnung, dass er dann nicht mehr mental „dazwischenfunken" kann und die Diagnostik damit unverfälscht bleibt. Solche Hoffnungen setzen etwa auf Elektroakupunktur, Bioresonanz und Ähnliches als objektives Instrumentarium.

*Damit* Objektivität garantieren zu wollen ist jedoch ein Irrtum. Auch *technische* Messverfahren sind trotz elektronischer Apparaturen auf menschliche Elemente angewiesen, die der ersehnten Objektivität einen Streich spielen können – angefangen damit, dass diese Geräte und gegebenenfalls die computertechnischen Auswertungsprogramme von Menschen entwickelt wurden und damit per se ein Stück Subjektivität in sich tragen.

Darüber hinaus aber mischen sich konkret gerade in *energetische* Untersuchungen der Komplementärmedizin subjektive Anteile ein, zum Beispiel durch die Stärke des Drucks einer Messelektrode oder durch die Schwingung eines Tensors in der Hand des Untersuchers.

Wir retten uns also nicht in die Objektivität, indem wir technische Anzeigen zwischenschalten, im Gegenteil, sie suggerieren oft eine Scheinsicherheit, da sich die darin verborgenen mentalen Einflüsse noch schwerer enttarnen lassen als beim Muskeltest, weil alle Beteiligten auf das Gerät vertrauen. Wer aus Sorge über eine „störanfällige" Methode wie den Muskeltest lieber auf technische Messinstrumente zurückzugreifen möchte, trickst sich damit also hin und wieder sozusagen selbst aus.

### *Technische Geräte – unbestechlich und zuverlässig?*

Mit einem Vertreter für Bioresonanzgeräte unterhielt ich mich über das Thema Objektivität bei Messungen und berief mich auf Aussagen eines Elektroakupunkteurs, der unumwunden den subjektiven Einfluss des Untersuchers eingestand. Hinter vorgehaltener Hand berichtete dieser Medizintechniker, dass er eine erfahrene und erfolgreiche Anwenderin der Bioresonanz besucht habe. Diese Ärztin schwärmte in den höchsten Tönen von der Verlässlichkeit der Ergebnisse. Da möglicherweise der Kauf eines neuen Gerätes anstand, sollte das alte Gerät noch einmal begutachtet werden – zwecks Inzahlungnahme.

Die Ärztin wollte dabei einen Untersuchungsgang demonstrieren und nahm die entsprechende Verkabelung vor. Der Techniker stutzte und wies sie darauf hin, dass sie falsch eingestöpselt habe, so könne das Gerät gar nicht korrekt arbeiten … Die Therapeutin sah ihn entsetzt an, kontrollierte die Verbindungen noch einmal und schwor, dass sie seit Jahren genau in dieser Weise das Gerät einsetze und dass es immer verlässlich angezeigt habe, mit großem Erfolg bei den Behandlungen. Der Ingenieur zeigte anhand der Technik, warum es eigentlich nicht funktionieren konnte – sie aber hatte damit erfolgreich therapiert …

## Lieber „blind“ als sehenden Auges?

Also behält doch der Therapeut den entscheidenden Einfluss bei energetischen Untersuchungsverfahren und damit auch beim Muskeltest. Aber können wir seinen Einfluss nicht wenigstens „neutralisieren“ und damit den Muskeltest von subjektiven Anfälligkeiten freihalten? Ist es nicht doch möglich und nötig, unsere mentalen Einflüsse allein durch den Aufbau einer Untersuchung zu minimieren, anstatt ständig aufpassen zu müssen, was wir denken und welche Überzeugungen wir mitbringen könnten? – Mit anderen Worten: Spricht nicht doch einiges für Blindtestungen?

Ich greife zurück auf das Kapitel „Das Feld des Testobjekts“ und antworte mit einem entschiedenen Nein, zumindest, sofern wir uns für den Blindtest entscheiden, um „bloß nichts zu übertragen“: Da das Substanzfeld im Verhältnis zum mentalen Feld eher schwach ist, ist der Blindtest kein Garant für richtige Ergebnisse. Gewisse „Halb-Blindtestungen“ empfehlen sich dagegen hin und wieder aus *ökonomischen* Gründen: Wenn ich Therapiemittel teste, dann schaue ich mir nicht vorab jede einzelne Testampulle an, bevor ich sie dem Patienten in die Hand gebe, sondern lasse den Patienten

„blind“ seine Hand auf die einzelnen Sektoren der Testkästen legen, um mich schrittweise selektierend der richtigen Essenz zu nähern. Aber ich arbeite dann bewusst konzentriert, ruhig und offen und weiß zugleich, in welchem Bereich wir uns gerade bewegen.

Ebenso spricht nichts dagegen, wenn beispielsweise ein Homöopath zwischen einigen vorab ausgewählten Mitteln per Test blind entscheiden lässt: Er hat bereits durch die Anamnese und die Mittelfindung das Informationsfeld sensibilisiert, sodass bei der Muskelreaktion dann die feine Differenz zwischen den verschiedenen Mitteln den Ausschlag gibt.

Wer aus Bedenken gegenüber eigenen Einflüssen nicht wissen will, was er gerade testet, stößt an absurde Grenzen. Substanzen blind zu testen aus der Sorge, anderenfalls das Ergebnis zu beeinflussen, klingt zunächst noch logisch. Wenn wir das jedoch auf die Spitze treiben, müssten wir beim Testen von Alarmpunkten, Wirbelsegmenten oder Zähnen eines Patienten die Augen schließen, um nicht zu sehen, welche wir jeweils berühren. Und müsste ich dann nicht konsequenterweise in einer psychotherapeutischen Sitzung dem Patienten die emotionalen Stressoren oder Glaubenssätze schriftlich vorlegen, damit ich nicht durch mein Mitwissen hineinwirke?

Ziemlich unsinnig, nicht wahr? – Doch wenn wir die Alarmpunkte *nicht* blind testen und auch die emotionalen Stressoren nicht, warum sollten wir es dann bei Substanzen tun? Warum sollten wir gerade beim Substanztest stärker voreingenommen sein als bei allem anderen?

Mit Verlaub, mir persönlich ist es egal, ob der Patient nun Vitamin A oder Vitamin D, dieses oder jenes Ausleitungsmittel oder ein Antibiotikum braucht! Da ich davon ausgehe, dass den meisten Therapeuten ebenso wie mir das konkrete Testergebnis gleichgültig ist, habe ich den Verdacht, dass es bei der Forderung nach Blindtests gar nicht nur um die Neutralität geht, sondern auch um den Versuch, den Test als solchen auf die Probe zu stellen …

Mein hoher Anspruch an solide Arbeit und Belegbarkeit wird nicht befriedigt durch die „Beruhigung", blind getestet zu haben. Das beruhigt mich nämlich keineswegs mehr, seit ich weiß, dass mentale Kräfte deutlich stärkere Signale senden als die Substanz an sich, sodass ich nicht einmal sicher sein kann, ob sich beim Blindtest wirklich die *Substanz* durchsetzt oder ob mein Mentalfeld am Ende doch die Untersuchung dominiert.

Deshalb versuche ich lieber, wachen Auges zu testen und – wo immer es möglich ist – die (halb blind oder bewusst getesteten) Ergebnisse logisch nachzuvollziehen oder auf bereits anerkannten Wegen zu kontrollieren. Das kann durch Abgleich klinischer Befunde geschehen, aber ebenso durch eine vertiefte Anamnese, die im Nachhinein das Ergebnis bestätigt, wie etwa die Erinnerung an eine frühere Infektion oder Impfung mit ungewöhnlichen Reaktionen. Manchmal gehört einiges an Detektivarbeit dazu, die Stimmigkeit aufzudecken.

### *Detektivarbeit 1*

Ein Kursteilnehmer, den ich im Seminar zwecks Demonstration untersuchte, klagte über einen seit mehreren Monaten bestehenden trockenen Husten. Ich fand eine akute Vergiftung mit Formaldehyd als Ursache; die Behandlung sollte mit homöopathischen Ausleitungsmitteln erfolgen.

Wir rätselten eine Weile, woher die Schadstoffbelastung stammen könnte. Erst als ich konkret fragte, was sich *vor* Beginn der Beschwerden in seinem Leben ereignet habe, fiel ihm sein Umzug ein. Er hatte nicht nur diverse alte Pressspanplatten aus der Wohnung entfernt, sondern auch die neue Wohnung renoviert, einschließlich Verkleben eines neuen Teppichbodens. Das war mein Indiz für Stimmigkeit, weil sowohl die alten, brüchigen Spanplatten noch Formaldehyd freisetzen konnten wie auch die Materialien für die

Renovierung. Dass der Husten mit der ausgetesteten Behandlung innerhalb von knapp zwei Wochen verschwand, kann Zufall sein oder Placebo-Effekt – oder ein Erfolg des Muskeltests.

Noch eindrucksvoller zeigt es die folgende Begebenheit:

### *Detektivarbeit 2*

In der Praxis einer Zahnärztin kollabierte eine ihrer Helferinnen plötzlich aus unersichtlichen Gründen. Sie entwickelte zunehmend einen allergischen Schock, der notfallmäßig behandelt werden musste. Nachdem die akute Gefahr gebannt war und die medizinische Untersuchung keine Ursache für den Zwischenfall finden konnte, testete die Zahnärztin mit dem Muskeltest. Sie fand als Auslöser eine Allergie auf ein Nahrungsmittel. Erst mit einiger Detektivarbeit wies der Test eine Allergie auf Wassermelonen nach. Die Helferin hatte kurz vor ihrem Kollaps in ihrer Frühstückspause Wassermelone gegessen …

Wassermelonenallergien liegen nicht unbedingt nahe, sodass die Ärztin ihrem Testergebnis nicht ganz traute. Sicherheitshalber bat sie ihre Mitarbeiterin, sich diesbezüglich von einem Allergologen untersuchen zu lassen. Der Allergologe bestätigte mit Erstaunen, dass die Zahnarzthelferin hochgradig allergisch auf Wassermelone – und nur darauf – reagierte.

Wenn wir zu Ergebnissen des Muskeltests nicht unmittelbar passende harte Fakten vorweisen können, sollten wir uns dennoch um einen Abgleich bemühen. Zumindest sollte verfolgt werden, inwieweit die Ergebnisse schlüssig sind. Das ergibt sich häufig durch eine erneute gezielte Anamnese (wie bei dem Husten nach Formaldehydbelastung). Wenn per Muskeltest beispielsweise eine Amalgamvergiftung nachgewiesen wird, sollte man nach Zahnstatus und Zahnbehandlung fragen.

Denn nur wenn man in seiner Sammlung zahlreicher Erfahrungen überwiegend Stimmigkeit vorweisen kann, kann man ruhigen Gewissens auch den einen oder anderen *unerklärlichen* Befund tolerieren – weil sich ja *im Übrigen* die Verlässlichkeit des Muskeltests hinreichend erwiesen hat.

## *Subjektivität als Chance*

Aus Sorge um Übertragungen grundsätzlich auf Instrumente wie den Muskeltest zu verzichten, das wäre voreilig. Wir brauchen solche Untersuchungsmöglichkeiten dringender als je zuvor, weil die konventionellen Methoden zum Nachweis vieler *neuartiger* „Krankheitserreger“ oft nicht geeignet sind: Mit keiner Tierversuchsreihe und keiner Laboranalyse können wir in der Komplexität unserer heutigen Welt das Rätsel lösen, welche Einwirkungen aus Technik, Chemie, Ernährung, sozialem Kontext, Lebensführung usw. in welcher Weise ein bestimmtes Individuum krank machen.

Dazu benötigen wir Instrumente, die uns über unsere bisherigen Kenntnisse hinausführen – beispielsweise die analytische Kinesiologie. Mit ihr können wir Wirkungszusammenhänge verfolgen, die den klassischen Analysen verschlossen sind. Und hier ist Subjektivität – im Sinne vielfältiger Kenntnisse und Interessenschwerpunkte, die verschiedene Untersucher in den Test einbringen – Gold wert. Das ist nicht nur ein Glück für jeden Patienten auf seinem individuellen Heilungsweg, sondern weit darüber hinaus zur Prävention und für allgemeingültige Erkenntnisse, auf die ich im Kapitel „Bewusstseinserweiterung“ noch näher eingehen werde.

> Um mit dem Muskeltest so effektiv und wahrhaftig wie möglich zu arbeiten, müssen wir also die subjektiven Anteile unserer Untersuchungen transparent und bewusst machen, anstatt sie krampfhaft vermeiden zu wollen.

Wenn wir Zusammenhänge zwischen Bewusstsein und Testergebnis aufdecken, können wir den „Feind" zum Verbündeten machen und die scheinbare Schwäche zur Stärke. Um die Rolle, die der Therapeut dabei einnimmt, geht es im folgenden Kapitel.

*

***In Kürze für Eilige:***

*Wir brauchen zwar glaubwürdige Ergebnisse und Stimmigkeitskriterien, erreichen diese aber nicht automatisch dadurch, dass wir den Muskeltest gegen technische Geräte austauschen oder „blind" testen.*

# Konsequenzen für Testende

### *Der rote Faden:*

*Was einen guten Therapeuten ausmacht – gleich, ob er mit oder ohne Muskeltest arbeitet – und wie es gelingt, trotz der vielschichtigen Herausforderungen entspannt und zuversichtlich an die Arbeit zu gehen*

*

In welchem Kontext auch immer wir den Muskeltest einsetzen, er ist ein Untersuchungsinstrument in der Hand eines Untersuchenden, egal, ob wir ihn als Coach, Lernbegleiter, Psychologe oder Lebensberater, als Zahnarzt, Heilpraktiker oder Baubiologe, als Mutter, Ärztin, Kosmetikerin oder Ernährungsberaterin benutzen.

Dabei erfordert der Muskeltest als sehr spezielles Untersuchungsinstrument auch einen besonders sensiblen Umgang, vor allem *absolute Integrität* des Testenden. Mit energetischem Röntgenblick dringt der Test in Schichten von Körper und Seele, die unserem Tagesbewusstsein nicht zugänglich sind. Dabei kann der Getestete nicht immer den Wahrheitsgehalt der Resultate überprüfen, er muss sich auf das Testergebnis verlassen, ohne die Einflüsse zu kennen, durch die es zustande kommt. Er kann nicht überprüfen, ob ihm jemand „böse“ Energien schickt oder ob er wirklich „dunkle Flecken“ in der Aura hat, die der Testende per Muskeltest ermittelt.

Selbst wenn jemand dem Test gegenüber anfangs reichlich skeptisch ist, wird er bei wiederholter korrekter Demonstration zunächst staunen, um dann Zug um Zug zu akzeptieren. Gerade weil der Proband es nicht unter Kontrolle hat, *willentlich* den Arm zu halten, muss er sich fragen, welche Instanz da aus ihm heraus über den Muskel antwortet. Da Wille und Bewusstsein es nicht sein können (– diese wollen den Arm ja *halten*), bleibt doch nur das Unter- oder Unbewusste, beide ebenfalls Instanzen seiner selbst.

Damit lassen sich bei „Bedarf" Interpretationen verbinden wie die, dass der Muskeltest göttliche Botschaften oder Informationen aus dem kollektiven Unbewussten durch den Probanden als Medium übertrage. Alles das liegt meines Erachtens näher als der Verdacht, ein starker Einfluss des Testenden selbst – also eines Fremden – könne sich auf die eigene Muskelreaktion übertragen.

Leider wissen das auch viele Testende selbst nicht. Sie hüten sich zwar, wie in Kursen gelernt, vor „Erwartungen", die sie sich vielleicht in Form oberflächlicher Gedanken vorstellen, sind sich aber nicht dessen bewusst, inwieweit verborgene Überzeugungen die Erwartungen als solche unidentifizierbar machen.

„Integrität" heißt demzufolge für den Testenden, dass es nicht ausreicht, nur guten Willens zu sein, sondern er muss etwas über die Gesetzmäßigkeiten der mentalen Wirkungen wissen, um sie in seiner Arbeit befolgen zu können.

Die meisten professionellen Anwender der Kinesiologie sind im weitesten Sinne Therapeuten oder Berater. Deshalb spreche ich hier die Konsequenzen – und damit zugleich die Integrität – bei der Arbeit mit dem Muskeltest primär aus therapeutischer Sicht an, was sich aber leicht auf andere Einsatzbereiche übertragen lässt. Schwerpunkte dieses Kapitels sind:

- Prinzipien therapeutischer Arbeit generell
- Anfälligkeit des Muskeltests als Untersuchungsinstrument
- Vermeiden von Störfaktoren in den Kommunikationsfeldern

## *Prinzipielles zur Therapeutenrolle*

Als Therapeutin fühle ich mich nicht zufrieden, wenn ich nur Medikamente zur Symptombekämpfung verordne, egal, ob es chemische, pflanzliche oder homöopathische sind. Deshalb reicht es mir auch nicht, den Muskeltest auf die Funktion des „Mittelsuchers“ zu reduzieren, selbst wenn das hin und wieder hilfreich oder sogar nötig ist. Ohne einen Blick auf das Anliegen, das sich mit meiner Rolle als Therapeutin verbindet, lässt sich mein radikales Plädoyer für absolute Bewusstheit beim Muskeltesten schwer nachvollziehen.

Im Laufe meines medizinischen Werdegangs hat sich mein Selbstverständnis als Therapeutin entscheidend gewandelt. Im naiven Enthusiasmus der ersten Klinikjahre hätte ich noch behauptet, dass es meine Aufgabe sei, den Patienten, wo immer ich konnte, Leid zu nehmen und sie gesund zu machen. Hierzu reichte es aus, ihnen das passende „Wundermittel“ zu verschreiben – Hauptsache, ihnen war geholfen.

Aber zunehmende Erfahrung und ein einfacher logischer Rückschluss ließen mich mehr und mehr umdenken. Die Erfahrung zeigte mir die Grenzen meines therapeutischen Einflusses auf: Medikamente helfen selten dauerhaft und noch seltener ohne Nebenwirkungen. Wo die Medizin mit dem Gewöhnungseffekt argumentierte und für Dosissteigerung oder Mittelwechsel plädierte, sah ich eher ein Signal des Organismus, der sich gegen die medizinische Unterdrückung wehrte. Und in Verbindung mit dieser Erfahrung keimte zunehmend die Einsicht, dass ich die Patienten unmündig hielt, wenn ich die jenige blieb, die die (Voll-) Macht hatte, ihre Symptome zu beseitigen, und ihnen vorenthielt, wie *sie selbst* auf ihr Wohl und Wehe einwirken konnten.

Mit dieser Einsicht begann ich, meine Rolle neu zu formulieren: Ich fühle mich als *Begleiterin* auf dem Heilungsweg, der bei jedem Patienten und jeder Erkrankung mehrere klar definierte Schritte von mir fordert. Diese Schritte sind nicht immer gleich umfangreich, aber in Kurzfassung gehören sie für mich zu jedem Hexenschuss und zu jeder Mandelentzündung ebenso wie zu allen schweren und chronischen Krankheiten:

- **Schritt 1:** Ich muss den Patienten und sein (inneres) Anliegen kennenlernen. Ich durchleuchte seine Beschwerden mit meinen Kenntnissen und Möglichkeiten, um deren Charakter zu erschließen und aufgrund dessen die geeigneten Behandlungen einzuleiten. In der Medizin heißt das, eine Anamnese zu erstellen und eine Diagnose zu finden (die leider oft nur eine Namensgebung ohne Herkunftsbezeichnung ist). Ich muss das Wesen und möglichst die Entstehung der Krankheit verstehen, um daraus Konsequenzen für Therapie und Lebensführung zu abzuleiten.
- **Schritt 2:** Ich „kläre den Patienten auf" – das heißt, ich informiere ihn über die Schlüsse, die ich aus dem Abgleich seiner Beschwerden, der Untersuchungsergebnisse und meiner Kenntnisse ziehe. Ich bemühe mich, ihn *verstehen* zu lassen. Das setzt voraus, dass ich selbst verstanden habe und dass ich die passenden Worte finde, es dem Patienten zu übersetzen.
- **Schritt 3:** Ich biete ihm Möglichkeiten an, die Störung zu beheben oder zumindest den Schaden zu begrenzen bzw. Heilung zu fördern. Dazu greife ich auf mein Wissen über die Wirkungsweise verschiedener Behandlungen zurück.
  Darüber hinaus möchte oder muss ich den Patienten zu notwendigen Maßnahmen motivieren. Nur in seltensten Fällen wird er selbst nichts dazutun müssen; irgendein (nicht immer angenehmer) Beitrag wird auch von ihm gefordert. Vom Therapeuten verlangt das eine undogmatische Führungsqualität, mit der er den Patienten in die Eigenverantwortlichkeit begleitet.
- **Schritt 4:** Unter Berücksichtigung meines Wissens und der Möglichkeiten des Patienten erstelle ich eine konkrete Therapieempfehlung.

Vielleicht versteht nicht jeder die therapeutische Aufgabe auf diese Weise, bei Patienten wie Therapeuten ist sie nicht ausnahmslos beliebt, weil sie als anstrengend empfunden wird. Für mich sind diese Schritte logisch und betreffen fast jeden Patienten, ob in der konventionellen oder alternativen Medizin, ob mit oder ohne Muskeltest. Und erfreulicherweise können sie sehr schnell so in Fleisch und Blut übergehen, dass damit kein wesentlicher Mehraufwand verbunden ist.

Sobald konkrete Beeinträchtigungen von Gesundheit und Wohlbefinden des Patienten aufgedeckt werden – seien es Schadstoffbelastungen, Unverträglichkeit von Nahrungsmitteln, Störfelder, emotionale Traumatisierungen oder sonstige Krankheitsursachen – muss ich in der Lage sein, …

- die Störungen und deren Ursachen sachgemäß und unvoreingenommen nachzuweisen,
- die Beschwerden und Symptome des Patienten einerseits und die Muskeltestbefunde andererseits in Zusammenhang zu bringen,
- dem Patienten das Ergebnis verständlich und nachvollziehbar zu übersetzen,
- die Therapievorschläge und Konsequenzen so logisch wie möglich zu vermitteln,
- auf die subjektiven Voraussetzungen des Patienten – zum Beispiel auf seine mangelnde Bereitschaft zu bestimmten Konsequenzen – wertungsfrei einzugehen, ohne die notwendige Ausrichtung zu verlieren.

Die Voraussetzungen, die wir Therapeuten hierfür brauchen, lassen sich wie folgt zusammenfassen:

- Wissen (Fachkenntnisse und Kenntnisse zur Untersuchungsmethode)
- Rezeptivität und Offenheit
- Empathie und Kommunikationsfähigkeit
- Fähigkeit zu nichtdirigistischem, nichtdirektivem Führungsstil

Das Thema Wissen haben wir ausreichend betrachtet, ebenso die Überzeugungen, die in Untersuchungen mit dem Muskeltest eine Menge Verwirrung stiften können. Dazu sei noch einmal in Erinnerung gebracht:

> Überzeugungen wirken sich auf die Testergebnisse des Muskeltests aus, auch wenn sie nicht als solche erkannt werden.
>
> Überzeugungen können der Wahrheit entsprechen, können aber auch falsch sein.
>
> Die Testergebnisse als solche lassen nicht erkennen, ob eine Überzeugung übertragen wurde.

Da wir uns schon im Kapitel „Das Feld des Testenden“ kritisch mit dem Vorschlag auseinandergesetzt haben, ohne Vorkenntnisse an den Muskeltest heranzugehen, stimmen Sie mir vielleicht zu, dass Fachkenntnisse nicht schaden. Dass sich durch die Wissensschwerpunkte des Testenden zunächst Resultate häufen, die in seinen eigenen Arbeitsbereich fallen, ist von daher logisch. So putzt sozusagen jeder Therapeut das Haus des Patienten zu Beginn erst einmal hinter der Tür, die ihm besonders gut zugänglich ist.

Warum aber kreist manch ein Patient bei dem einen oder anderen Spezialisten (für Störfelder, Ausleitungen, Reinkarnationserfahrungen, kinesiologische Balancen oder Ähnliches) jahrelang auf denselben Bahnen, ohne anhaltend oder durchgreifend zu profitieren? – Ohne die Wirkung unterschwelliger Überzeugungen lässt sich das schwer oder gar nicht erklären. Wenn wir mit dem Test mehr erreichen wollen als eine Diskussion mit dem eigenen Echo und wenn wir echte Rückmeldungen empfangen wollen, müssen demnach unsere Überzeugungen weichen.

Die schlechte Nachricht: Leider weichen Überzeugungen nicht von selbst. Die gute Nachricht: Bis zum Eliminieren der letzten Überzeugung müssen wir nicht warten. Wenn Überzeugungen schon nicht weichen wollen, dann reicht es zunächst, sie zumindest *auf*zuweichen. Das beste „Lösungsmittel“ dafür ist die *Bereitschaft zu Offenheit.* Offenheit ist der Schlüssel zur Tür der *Rezeptivität*, die zur Patientenwahrheit führt.

## Rezeptivität

Hier sollte sich endgültig das Missverständnis auflösen, das der gut gemeinten Forderung nach „Nichtwissen“ beim Muskeltest zugrunde liegt. Der Irrtum könnte darin bestehen zu glauben, dass Rezeptivität und Nichtwissen eins seien oder dass Nichtwissen die Rezeptivität fördere. Denn Wissen ist überhaupt erst die Voraussetzung dafür, Ergebnisse welcher Art auch immer zu empfangen, egal, ob mit oder ohne Muskeltest. Das Hintergrundwissen ist der „empfängnisfähige“ Boden, auf den eine Information fallen muss, um letztlich verstanden und gedeutet zu werden.

> Rezeptivität, die wir zum korrekten Empfangen von Testresultaten brauchen, besteht also aus dem „Empfänglichen“ – das ist das Wissen des Testers – und der „Empfangsbereitschaft“ – das ist die Offenheit.

Damit wäre alles ganz einfach: Wissen + Offenheit = Empfänglichkeit. Wissen kann man sich aneignen – und Offenheit? *Hat* man sie einfach? Kann man sie erwerben, erlernen, herstellen, „machen“?

## Offenheit

Die Gabe der Offenheit scheint vom Leben ausgesprochen gerecht verteilt zu sein – wer wäre nicht überzeugt, genug davon zu haben? Schon deshalb wird sie selten zum Thema gemacht, denn das Statement „Ich bin ja offen dafür“ scheint alles Nötige zu sagen.

Wenn zwei jedoch von Offenheit sprechen, müssen sie keineswegs dasselbe meinen. Es gibt nämlich durchaus mehrere Ebenen von Offenheit – ähnlich, wie ich an einem Mantel *einen* Knopf, *zwei* Knöpfe oder *alle* Knöpfe öffnen kann: Weil vermutlich jeder, der sich komplementärer Heilkunde zuwendet, zumindest den obersten Knopf offen trägt (im Gegensatz zu einer vielleicht eher „zugeknöpften" Schulwissenschaft), fällt nicht so leicht auf, wenn die Knöpfe darunter weiterhin geschlossen sind. So gibt es überzeugte Homöopathen oder Akupunkteure, die die Kinesiologie als „Humbug" von sich weisen, also doch nicht ganz so offen sind. Und so sind wir doch alle selbstverständlich gern offen für alles, was wir lieben oder schon kennen oder was uns genehm ist, uns Vorteile bringt oder uns fasziniert – also offen innerhalb selbst gewählter Grenzen.

Wenn ich also *meine* Therapieformen und die Varianten einiger Kollegen für richtig halte (schließlich habe ich das von Fachautoritäten gelernt und viel Zeit und Geld investiert!), teste ich natürlich gern innerhalb einer gewissen *Bandbreite,* auf dem vertrauten Terrain, und halte mich damit schon für offen. Das ist aber eine „Semi-Offenheit", die am eigenen Tellerrand endet; sie blendet alle Denkweisen aus, die nicht zu meinem Menü gehören.

Ganzheitliches Untersuchen erfordert allerdings, über den eigenen Tellerrand hinauszuschauen. Konkreter: Die von uns allen postulierte Unvoreingenommenheit beim Muskeltest beginnt mit der Bereitschaft, sich Lücken oder sogar Irrtümer einzugestehen und sich mit Andersdenkenden auseinanderzusetzen.

### *Offen für Kooperation*

Ein Baubiologe aus einer meiner Ausbildungsgruppen, der sich auf die Sanierung geopathogener und technischer Störfelder spezialisiert hat, kennt über sein Fach hinaus die tieferen und „ganzheitlichen" Aspekte, die einen Patienten zur Heilung begleiten. Sofern er in demselben Haus mehrfach wegen einer Störung konsultiert wird oder wenn seine

Kontrolluntersuchung keine befriedigende Besserung nachweist, lässt er es nicht bei wiederholten Korrekturen bewenden, sondern testet an seinen Klienten die zugrunde liegenden Ursachenmodalitäten aus den vier „Schubladen", die ich im Kapitel über analytische Kinesiologie vorgestellt habe.

So manchen seiner Klienten konnte er weiterempfehlen, beispielsweise zum Zahnarzt, zu Ausleitungstherapien, zu psychotherapeutischen Sitzungen. Er sucht nicht mehr ausschließlich in seinem vertrauten Metier, sondern bezieht andere, fachfremde Bereiche mit ein und kooperiert. Der Therapieerfolg ist dementsprechend effektiv und anhaltend, weitere Störfeldsanierungen sind nicht notwendig.

Der Blick über den eigenen Tellerrand ist manchmal unbeliebt, weil die Konsequenzen nicht immer bequem sind. Mit offenem Blick müssen wir nämlich eventuell auch Erkenntnisse akzeptieren, die mit unserem bisherigen Wissen nicht übereinstimmen und „schlimmstenfalls" damit gar nicht vereinbar sind. Demzufolge müssen wir manches Alte und Vertraute als Irrtum erkennen.

Überdies gilt es als geradlinig und „stark", zu Überzeugungen zu stehen. Änderungen der Sichtweise werden als charakterschwach und wetterwendisch abgetan. Offenheit insbesondere für kontroverse Erkenntnisse erfordert demnach entweder ein unbedarftes „kindliches Gemüt" oder eine gereifte Persönlichkeit, die es sich „leisten" kann, Grenzen, Irrtümer oder Nichtwissen einzugestehen. Das kindliche Gemüt ist allerdings nicht die optimale Lösung. Das Kind *in mir* zumindest war anfangs, als ich die Kinesiologie entdeckte, sehr neugierig und damit „total offen" für Überraschungen. So folgte ich eine Zeit lang aufgeregt jeder neuen Spur, die mir im alternativmedizinischen Spektrum begegnete, und machte einen begeisterten Streifzug durch das zunehmende Angebot energetischer „Wundertüten" auf dem Esoterikmarkt.

Zum Glück tauchte ich aber bald wieder in der Realität meiner Landpraxis auf. Und dort kostete es mich das eine oder andere Mal erhebliche Überwindung, meine schulmedizinischen Vorstellungen etwa über Nutzen und Unbedenklichkeit von Impfungen zu überprüfen und fallen zu lassen. Ich spürte nur zu deutlich, dass ich das Wesentliche nicht fand, wenn ich in verlockenden Scheinwelten surfte, sondern nur, wenn ich den Dingen auf den Grund ging und mich auch der nötigen Auseinandersetzung mit meinen Überzeugungen stellte.

Eingefahrene Überzeugungen und lieb gewonnene Vorstellungen wehren sich dagegen, einfach über Bord geworfen zu werden. Darüber hinaus ist permanente Offenheit recht anstrengend, weil man ständig mit- und oft umdenken muss – und das passt in das Leben und in die meisten Berufe unserer Zeit nicht hinein. Unsere moderne Gesellschaft mit Normen, Vorschriften, Abhängigkeiten und Zeitdruck ermöglicht uns gerade noch, systemkonform zu funktionieren. Wer kann sich da den Luxus leisten, den ein Umdenken oder stetes Neudenken, vor allem gegen den Strom der Allgemeinheit, erfordert?

So wundert es nicht, dass die meisten Menschen, die offen(er) mit dem Leben umgehen, sich eher unfreiwillig „auf-gemacht" haben, nämlich indem sie durch schmerzliche Erfahrungen „geöffnet" worden sind: Eine Krankheit, ein Schicksalsschlag oder etwas völlig Unvorhergesehenes zwingt uns, die Dinge von einer anderen Warte aus zu betrachten. Ich zumindest habe eine Reihe von Krankheiten und Dramen durchleben müssen, bis ich mich irgendwann zu Offenheit bereit erklärte – und zunehmend Geschmack an ihr fand.

> Konfuzius hat es wunderbar auf den Punkt gebracht, indem er sagte: „Es gibt drei Wege zum Lernen: Durch Nachahmung – das ist der einfachste. Durch Nachdenken – das ist der edelste. Durch Erfahrung – das ist der bitterste."

## Selbstreflexion

Wenn wir dem von Konfuzius vorgeschlagenen *edelsten* Weg, dem Nachdenken, folgen wollen, führt kein Weg an der Selbstklärung vorbei. Das heißt, wenn wir uns unserer Gedankenstrukturen bewusst werden wollen – und nichts Anderes sind Überzeugungen ja –, müssen wir diese überhaupt erst einmal kennenlernen und uns dann bewusst ein Stück von ihnen distanzieren.

Eine große Chance zur Selbstwahrnehmung und Prüfung der eigenen Offenheit bietet sich besonders in Auseinandersetzungen mit kritischen Fragen und Gegenargumenten von Skeptikern. Finde ich Gründe, etwa gegenüber Kursteilnehmern, Patienten oder anderen Diskussionspartnern, jede unbequeme Frage direkt zurückzuweisen, dann habe ich nicht gerade einen besonders „offenen" Tag. Ertappe ich mich bei dem Gedanken: „Das werde ich dir schon beweisen!", dann habe ich auf Abwehr geschaltet, die mir den Zugang zu etwas Neuem verschließt.

Auch wenn meine Antworten „wie aus der Pistole geschossen" kommen, weiß ich, dass ich mich eher verteidigen will, als Argumente an mich heranzulassen. Wirklich offen bin ich nur, wenn ich den Worten anderer Zeit gebe, mich zu erreichen und mich zu durchdringen, bis ich erfasst habe, um was es den anderen geht (also *empfänglich* bin). Erst dann kann ich es abgleichen mit meiner Erfahrung oder Sichtweise. Und erst dann kann sich eine Antwort formen oder eine neue Idee auftauchen.

Wenn ich mich in einem Disput sagen höre: „Vielleicht hast du ja recht, ich bin bereit, es zu prüfen", öffne ich die Tür einen Spalt für die Möglichkeit, selbst an etwas Wesentliches noch nicht gedacht zu haben – und werde belohnt, indem ich dazulerne.

Genau diese Gelegenheiten waren und sind es, die aus derart provozierten Erkenntnissen ein solides Fundament gebaut haben, auf dem ich heute einen guten Stand habe. Solange ich, wie zur Anfangszeit meiner Arbeit mit dem Muskeltest, meine Unsicherheiten verbergen wollte, habe ich oft (vor)schnell auf meinem Standpunkt beharrt. Aber wenn ich ehrlich mit mir war, musste ich zunehmend eingestehen, dass ich für manche Situationen keine Erklärung hatte.

Also hörte ich auf, eine zu konstruieren, und gab lieber zu, dass ich keine Antwort wusste. Just in dem Moment jedoch erschloss sich oft aus den Hinweisen und Fragen einerseits und meinem Erfahrungsschatz andererseits plötzlich etwas Neues (– das Ergebnis von Inspiration / Befruchtung und Empfänglichkeit!).

### *Kritik annehmen*

Während eines psychotherapeutischen Trainingskurses gestand mir meine Assistentin, dass sie trotz langjähriger Erfahrungen immer noch das Gefühl habe, ich würde beim Muskeltest unterschiedlich starken Druck einsetzen. Sie wollte so gern ihre Zweifel ausräumen und bat mich um eine therapeutische Sitzung, um die Herkunft dieser Zweifel zu bearbeiten.

Sie war einverstanden, dass wir diese Sitzung als Lehrbeispiel vor den anderen Kursteilnehmern durchführten. Ich war etwas bange, aber zugleich neugierig. Natürlich begann der Test gleich damit, dass sie wieder den Eindruck hatte, bei starkem Muskel würde ich überhaupt keinen Druck ausüben.

Damit begann *meine* Herausforderung. Ich wollte mich nicht mehr verteidigen („Das tu ich aber nicht!"). Ich wollte versuchen, ihr so weit wie möglich auch testtechnisch gerecht zu werden, damit sie zumindest rein sachlich realisieren konnte, dass ich jeweils gleich stark drückte.

So begann ich, verschiedene Testtechniken auszuprobieren. Ich ließ sie spüren, dass ich beim gehaltenen Muskel mein Körpergewicht kontinuierlich auf ihren Arm verlagern und problemlos zehn Sekunden lang drücken und dabei sogar den Druck steigern konnte, ohne dass sie ermüdete. Wenn aber ein negativer Reiz auf sie wirkte, konnte sie den Arm auch bei stärkstem Halteeinsatz nie länger als maximal zwei Sekunden halten. Endlich spürte sie es selbst und endlich konnte sie es glauben!

Schließlich brauchten wir keine inhaltliche Bearbeitung mehr, es ging einzig um diese neue Erfahrung, die ich dankbar aufgriff und sofort in meine Kurse integrierte.

Dies ist eine von vielen Situationen, aus denen ich nur deshalb gelernt habe, weil ich anderen zugestand, dass sie „irgendwie" recht haben könnten. Seit ich mehrmals erlebt habe, dass sich bei Widerspruch und scheinbarer Unvereinbarkeit durch offenes Wirkenlassen eine neue Erkenntnis auftat, verlor ich die Angst vor solchen „Erschütterungen". So haben mir die Kursteilnehmer durch ihre Fragen oder Zweifel die Feinheiten des Muskeltestens und seiner Prinzipien beigebracht.

Wozu aber gleich „Selbstklärung"? Reicht es nicht aus, sich einfach für Offenheit und die Bereitschaft zu neuen Erkenntnissen zu entscheiden?

Ich kann an dieser Stelle nur für mich selbst sprechen. Leider musste ich immer wieder feststellen, dass meine Offenheit den ernsthaften Prüfungen oft nicht standhielt und dass sie sich keineswegs nur aufgrund meines guten Willens von allein einstellte. Vor einer echten Bereitschaft stand eine ganze Barriere von Befürchtungen, Vorstellungen und Ängsten: Was passiert, wenn ich Lücken zugebe? – Wie stehe ich da, wenn ich als Ausbilderin vielleicht nicht recht behalte – vor mir selbst und vor anderen? – Wie gehe ich damit um, wenn ich erkenne, Fehler gemacht zu haben?

Selbstklärung hieß für mich, meine Ängste kennenzulernen, beispielsweise vor Blamage oder Demontage. Ich musste erst einmal *in mir* eine echte Sicherheit und Souveränität entwickeln, musste zugleich meine Vermeidungs- und Abwehrstrategien entdecken und ablegen; das alles war ein gutes Stück Arbeit. Ich bin um diese „Selbst-bewusst-werdung“ nicht herumgekommen und ich weiß, dass das mir selbst und meinen beruflichen Aufgaben gut getan hat.

Da Studien zu dem Schluss kommen, dass die Persönlichkeit des Therapeuten einen entscheidenden Einfluss in der psychischen Begleitung von Patienten hat (bis hin zu gravierenden „Nebenwirkungen“), kann man wohl kaum wirkungsvoller und lohnender zum Therapieerfolg beitragen als durch das Arbeiten an sich selbst. (Vgl. etwa Dr. Michael Märtens: „Der Therapeut als Ansatzpunkt für die Vermeidung von Psychotherapienebenwirkungen“, in: Linden / Strauß 2012) Doch woran misst sich, ob wir die Bedingungen erfüllen, um Patienten gewissenhaft begleiten zu können (– mit oder ohne Muskeltest)?

Die gute Nachricht: Niemand muss „fertig“ sein, um effektiv zu therapieren. Für den Anfang reichen durchaus wenige überschaubare Elemente:

- Grundsätzliche *Bereitschaft* zu Selbstklärung und Auseinandersetzung
- Bewusstheit im Kontakt mit den Klienten (= Selbstwahrnehmung und Aufmerksamkeit)
- Ausreichender Zeitrahmen für ruhiges und aufmerksames Arbeiten
- Bemühen um fortlaufende entspannte Konzentration

Und diese Anforderungen behalten ihre Gültigkeit, selbst wenn wir schon fortgeschritten sind – sie enden nie, aber sie brauchen einen Anfang, und für den können wir uns bewusst entscheiden.

## Tipps für Unfertige – und für alle anderen

Selbstklärung hilft uns unter anderem, zu entdecken, wo wir noch „zugeknöpft" sind, und diesen Knopf bewusst zu öffnen. Zu diesem Zweck müssen wir bereit und in der Lage sein, uns selbst aus einer gewissen Distanz so neutral wie möglich wahrzunehmen.

In der konkreten Arbeit gelingt mir das am besten, indem ich meine Gedanken (und eventuelle Überzeugungen) ans Licht des Bewusstseins hole. Das heißt: *Ich mache mir in einer Testsequenz zunächst bewusst, welche Erfahrungen und Ansichten ich selbst zum Thema mitbringe!*

Erst dann kann ich sie „loslassen"; das geht mit einem ganz einfachen Trick: Ich deklariere alles, was ich weiß und denke, bewusst zu einer *Vermutung* um, weil ich darauf vertrauen kann, dass Meinungen oder Vermutungen keine Erwartungen ins Feld bringen.

Mein innerer Satz heißt dann: „So denke ich also bislang zu dieser Angelegenheit – und nun bin ich gespannt, was der Muskeltest dazu sagt!" Da Meinungen nur ein lockeres Geflecht und keine Verkrustung um unser Wissen legen, stehen sie korrekten Testergebnissen nicht im Weg. Wenn aus einer Überzeugung eine Vermutung wird, bleibe ich empfänglich für Ergebnisse, die von meinen bisherigen Erfahrungen abweichen.

Wann immer der Muskeltest mir dabei Informationen gibt, die bisherigen Erfahrungen zuwiderlaufen, zeigt mir das, dass ich keine Überzeugungen übertragen haben kann. Das beruhigt mich. Andererseits bin ich besonders dann auf der Hut, wenn ich bei einem Patienten stets „dieselben Kreise ziehe", ohne dass seine Symptome oder sein sonstiges Befinden einen positiven Entwicklungstrend zeigen. Dann suche ich sorgfältig nach versteckten Übertragungen und lasse den Patienten, wenn er einverstanden ist, zusätzlich von weiteren Therapeuten mit einem anderen Erfahrungsspektrum untersuchen.

## Die Qualität der Langsamkeit

Sich seiner Überzeugungen bewusst zu werden und sie in Meinungen umzuwandeln, das braucht nicht nur Bereitschaft, sondern auch Zeit. Das ist nichts Neues: Es braucht auch Zeit, vor und innerhalb einer Sitzung die optimalen Testschritte zu reflektieren. Für die Selbstwahrnehmung braucht man Zeit, um den inneren Standort zu klären. Ebenso braucht es Zeit, ins Kommunikationsfeld einzutauchen und eine entspannte, rezeptive Haltung einzunehmen – für Ungeübte mehr, für erfahrene Therapeuten vielleicht weniger.

Jede Art von Wahrnehmung braucht Zeit – oder genau genommen eine Reduktion der Geschwindigkeit. Es geht um Verlangsamung, um die in den letzten Jahren gern zitierte „Entschleunigung".

Ich lasse mir und den Patienten in meiner Praxis also ausreichend Zeit – nicht um möglichst viele Spuren innerhalb einer Sitzung zu verfolgen, sondern um die wesentlichen zu verdichten. Dazu schätze ich eine ruhige und klare Systematik in der Arbeit und schaffe in entspannter Aufmerksamkeit die optimalen Testbedingungen, um den Patienten sorgsam durch alle Schritte des Tests zu begleiten.

Die einfachste Konsequenz ist also organisatorischer Natur: Wir müssen unseren Terminplan umstrukturieren.

## Selbstwahrnehmung

Damit sind wir beim nächsten Aspekt: Durch Verlangsamung entsteht Raum für die Selbstwahrnehmung innerhalb eines Prozesses, das heißt hier: in einer Patientensitzung. Ich nehme mir Zeit, meine Aufmerksamkeit auf das zu lenken, was innerhalb der Sitzung geschieht, beim Patienten, bei mir und zwischen uns. Je besser es mir gelingt, alles urteilsfrei wahrzunehmen, desto tiefer greift die

Arbeit mit dem Patienten. Das gilt nicht nur für die psychotherapeutische Begleitung, sondern auch bei eher faktisch-nüchternen medizinischen Testungen.

## Entspannte Zentrierung

Zum letzten Punkt – entspannte Aufmerksamkeit – ist dann eigentlich nichts mehr hinzuzufügen, sondern noch einmal Bekanntes zu betonen: Im Alpha-Zustand ist der Geist klar und offen, sodass wir wesentlich leichter bemerken, wenn wir in einer Überzeugung festhängen, und uns korrigieren können.

Außerdem scheinen sich unter Alpha-Einfluss auch die verfestigten unbewussten Überzeugungen im Sinne der „Durchlässigkeit“ zu lockern. Wir sind in einem offeneren Kontakt mit unserem eigenen Innenleben und dem des Patienten und der „Wind“ der Inspiration hat mehr Raum, unsere Vorstellungen zu „verwirbeln“.

Wenn ich aus dem Alpha-Zustand agiere, kann ich das Potenzial des Muskeltests optimal ausschöpfen. Ergebnisse aus der Eile heraus müssen nicht falsch sein; Hektik begünstigt jedoch höhere Fehlerquoten und Tiefe erreichen wir dabei nicht.

> Mit diesen Voraussetzungen stehen auch Einsteiger auf sicherem Boden und können mit dem Muskeltest erfolgreich arbeiten: sich Zeit nehmen, um verlangsamen zu können, und die Verlangsamung nutzen, um bewusst alles wahrzunehmen, was innerhalb der Testsitzung geschieht. Dank des Bewusstwerdens kann dann in jeder Situation über den nächsten Schritt neu entschieden werden.

# *Der Therapeut als „Führungskraft“*

## Bewusstmachung verpflichtet

Themen wie Offenheit und Kompetenz nehmen in diesem Buch berechtigterweise breiten Raum ein, als Basis für die Arbeit mit dem Muskeltest. Doch was nützen die besten Voraussetzungen, wenn die Umsetzung scheitert? Was nützen die einfallsreichsten Baupläne, wenn daraus kein Haus entsteht? Was machen wir mit den genialsten Testergebnissen, wenn dem Patienten die Konsequenzen daraus unverständlich bleiben oder wir ihn nicht zu den notwendigen Maßnahmen motivieren können? Das heißt:

> Wenn wir als Therapeuten in der Lage sind, sinnvoll mit dem Muskeltest zu untersuchen, ist der nächste Schritt im Sinne meines Selbstverständnisses als Therapeutin, die Ergebnisse dem Patienten so zu vermitteln, dass er etwas damit anfangen kann und die gegebenenfalls notwendigen Konsequenzen akzeptiert.

An dieser Stelle wird es deutlich unbequemer, als wenn wir nur ein paar Bach-Blütenessenzen oder hilfreiche Pillen austesten. Dieser nun anstehende Schritt ist durchaus nicht immer beliebt, weder bei Patienten noch bei Therapeuten. Viele bevorzugen die Illusion, man könne Krankheiten einfach „wegzaubern“. Ich selbst kann mich gut an Zeiten erinnern, als auch ich meinen Körper mit seinen Wehwehchen am liebsten an einer „medizinischen Waschstraße“ abgegeben hätte, um ihn am Ende frisch geputzt wieder abzuholen. Es ist so verführerisch, die Verantwortung ganz beim Therapeuten zu lassen und lieber den Therapeuten auszutauschen als eigene Lebensgewohnheiten. Und wir Therapeuten möchten natürlich gern, dass die Patienten wiederkommen …

Meine Einstellung änderte sich radikal, während ich als Assistenzärztin eine Station in einer Nierenklinik leitete. Dort bedeutete die *passive* Seite der Behandlung für viele Patienten, über kurz oder lang die eigene Nierenfunktion durch technische Apparate zu ersetzen. Sicher ein lebensrettendes Geschenk, aber keine erstrebenswerte Lebensqualität.

Um Patienten vor der Dialyse zu bewahren, versuchte ich, sie zu motivieren, die Ursachen der Nierenschädigung abzustellen. Das hieß, sie mussten ihren Abführmittelkonsum oder die Einnahme von Kopfschmerztabletten reduzieren oder durch sorgsame Ernährung ihren Diabetes einstellen, um die Restfunktion ihrer Nieren so lange wie möglich zu erhalten. Oft genug verzweifelte ich an ihrem „Ich kann nicht" oder „Ich will nicht" und sah sie ein bis zwei Jahre später zur Dialyse wieder. Zunehmend begriff ich, auch für mich selbst, dass uns nur wenige Krankheiten *schicksalhaft* überfallen, dass wir aber öfter, als uns lieb ist, einen Beitrag dazu leisten – manchmal durch unsere persönliche Lebensführung, manchmal leider auch als Auswirkung globaler „Sünden", die wir kollektiv in gesellschaftlichen und wirtschaftlichen Strukturen mittragen.

Verständlich, dass Patienten ihren „Eigenanteil" am Krankwerden nicht gerne zur Kenntnis nehmen, denn dann müssten sie für ihr Gesundwerden etwas tun oder auf etwas verzichten. Wer tut das schon freiwillig, solange es Therapeuten gibt, die uns versprechen, mit Antibiotika / Schüßler-Salzen / Nahrungsergänzungsmitteln / Reiki / Akupunktur / Bioresonanz / Familienstellen / Klopftechniken oder Tachyonenscheiben alles wieder heil zu machen?

Aber dienen wir den Patienten wirklich, wenn wir ihnen die „Eigenleistung" abnehmen und ihnen Machtlosigkeit in Bezug auf den eigenen Heilungsprozess suggerieren? – Handeln wir immer zu ihrem Wohl, wenn wir nach ihren Wünschen verfahren?

Aus meinen Erfahrungen und meiner persönlichen Sicht heraus entschied ich mich in meiner späteren Praxis lieber für Aufklärung und Eigenverantwortlichkeit. Jeder Hypertoniker bekam (damals noch keineswegs üblich) ein Blutdruckmessgerät und jeder Diabetiker lernte seinen Zuckerspiegel in Blut und Urin zu bestimmen – zusätzlich zu den hausärztlichen Kontrollen. Dieses Ringen um

Mitarbeit hat mich vermutlich ein paar Patienten gekostet, andere dafür aber zufriedener und gesünder gemacht.

Und heute geht es in der komplementären Medizin um dieselbe Motivationsarbeit, etwa um Elektrosmog und den Umgang mit Mobilfunk und Radioweckern, um Ausleitung und Vermeidung von Schadstoffen und vor allem um ein psychisch-geistiges Verständnis körperlicher Alarmsignale.

## *Deutungen und Bedeutungen*

Um Patienten zu einem eigenen Beitrag zum Gesundwerden zu motivieren, müssen wir als Testende die *Bedeutung* der Testergebnisse verstehen. Deuten ist ein subjektiver Akt unter Berücksichtigung von Wissen (= Fakten und Erfahrungen). Information ohne Deutung ist bedeutungslos; Deutung ist eine Grundlage für angemessenes Handeln, sei es, dass ich nach Aufleuchten der Ölkontrolllampe am Armaturenbrett meines Autos sofort die Werkstatt aufsuche, sei es, dass ich das Läuten des Weckers als Signal zum Aufstehen erkenne. In der Medizin heißt das beispielsweise, dass Laborbefunde oder EKGs ohne Interpretation wertlos sind, denn erst wenn ich sie richtig verstehe (= deute), komme ich zu einer Diagnose und damit zu einem geeigneten Behandlungsansatz. Es geht immer wieder um dasselbe, gleichgültig, ob ich etwas mit dem EKG, mit Irisdiagnose oder per Muskeltest aufdecke.

Deutung ist notwendig, muss aber flexibel bleiben. Sobald sie sich fixiert, wird sie zur Überzeugung, die aus dem Kann ein Muss macht. Solange Deutung flexibel ist, lässt sie eine Meinung zu, ohne zur Überzeugung zu verhärten. So *kann* man aus der Beobachtung, dass Pflaumen grün sind, richtig folgern, dass sie noch unreif sind und Bauchweh verursachen. Ein Fehlschluss wäre es allerdings zu denken, dass grüne Pflaumen *generell* unreif sind und Bauchweh verursachen – man denke nur an Renecloden (früher: Reineclauden).

Um den Patienten von der Deutung zu den nötigen Konsequenzen zu führen, ist der Muskeltest eine große Motivationshilfe, weil er dem Patienten am eigenen Leib seine Reaktionen demonstriert. Dennoch ist er kein Garant dafür, dass das Mobiltelefon vom Nachttisch verschwindet, wenn keinerlei Erklärungen mitgeliefert werden. Am ärgsten erlebe ich die fehlende Motivationskraft, wenn Mütter ihre kranken Kinder testen lassen und die Ergebnisse zuhause dem Vater gegenüber vertreten müssen. Wenn die Väter den Testablauf nicht mitverfolgt haben, lassen sie sich nicht gern von einem für sie oft suspekten Untersuchungsinstrument noch suspektere Konsequenzen vorschreiben. Kaum ein denkender Mensch wird sich allein dadurch motivieren lassen, wenn ausschließlich der Muskeltest als Argument herangezogen wird.

Demgegenüber sind Patienten erstaunlich offen auch für manch Ungewohntes, wenn ich als Therapeutin die Zusammenhänge durchschaue und in verständliche Worte fasse. Da ich es mir grundsätzlich zur Gewohnheit gemacht habe, Testergebnisse plausibel zu vermitteln, stören auch die wenigen Verständnislücken nicht mehr, die wir zwangsläufig manchmal in Kauf nehmen müssen.

Das Bemühen um die entsprechenden Erklärungen mag Ihnen zunächst wie ein persönliches Steckenpferd von mir vorkommen. Aber sollte es nicht ein selbstverständlicher Bestandteil jeder Untersuchung sein, sei sie konventionell medizinisch oder komplementär? – Spätestens dann, wenn ich selbst Patientin bin, empfinde ich hautnah den Unterschied: wie es ist, vor vollendete Tatsachen gestellt oder in einen Erkenntnisprozess einbezogen zu werden.

Beim Muskeltesten ist das noch mehr zu empfehlen als bei anderen Methoden, weil seine Verbindung zu unbekannten Wahrnehmungskanälen und seine Reaktion auf unterschwellige Reize unserem alltäglichen Denken (noch) fremd sind. Er macht Informationen zugänglich, die wir „mit bloßem Auge“ nicht erkennen können, er ist ein Sprachrohr für Instanzen in uns, denen die hörbare Stimme fehlt. Damit ist der Muskeltest als Augenöffner zu verstehen, mit dem wir Ein-blick gewähren und Ein-sicht erreichen können.

Einsicht kann man aber nur gewinnen, wenn man etwas durchschaut. Auch hierbei geht es wieder um Transparenz beim Muskeltest. Schließlich ist es gerade seine Funktion und seine Stärke, Informationen von der unbewussten auf die bewusste Ebene zu holen – für den testenden Therapeuten und möglichst auch für den Patienten.

Wenn der Test nicht nur als Entscheidungshilfe für die Medikamentenverordnung eingesetzt wird, ist der Testende als Übersetzer gefordert und übernimmt (Mit-) Verantwortung für das (Be-) Handeln des Patienten.

Damit steigt aber auch eine andere Verantwortung: Um den Patienten zu Konsequenzen zu motivieren (manchmal aufwendig und unliebsam, wie Zahnsanierungen, baubiologischen Maßnahmen oder auch nur der Verzicht auf das Smartphone auf dem Nachttisch), müssen wir uns auf den Wahrheitsgehalt des Tests verlassen können – was wir weitestgehend erreichen, indem wir Bewusstheit und Offenheit in die Muskeltestuntersuchung einbringen.

*

### *In Kürze für Eilige:*

*Die beiden therapeutischen Qualitäten, die im Kommunikationsfeld von Untersucher und Patient mitwirken, sind fachliche Kompetenz und Rezeptivität.*

*Rezeptivität erfordert Unvoreingenommenheit; die dafür erforderliche Offenheit umfasst die Fähigkeit zur Selbstwahrnehmung, die Bereitschaft, unliebsame Ergebnisse zu akzeptieren, und entspannte Konzentration.*

*Das Instrument Muskeltest prädestiniert zur Bewusstmachung und damit auch zur Begleitung des Patienten in Mündigkeit und Eigenverantwortung. Der Testende sollte in der Lage sein, im Rahmen seines Fachgebiets die Ergebnisse des Muskeltests zu interpretieren und dem Patienten zu übersetzen, um ihn zu den erforderlichen Konsequenzen zu motivieren.*

# *Empfehlungen für die Praxis*

## *Der rote Faden:*

*Wie es in der Praxis gelang, Akzeptanz für die Arbeit mit dem Muskeltest zu gewinnen und selbst entspannt zu bleiben*

*

Ich kann mir gut vorstellen, dass sich einige Leserinnen und Leser angesichts des üppigen „Menüs" in diesem Teil über die „Konsequenzen" fragen: „Auch wenn mir das alles einleuchtet – kann man das überhaupt konkret und praktisch in der täglichen Arbeit umsetzen?" – Drei Punkte haben sich zur Arbeitserleichterung bewährt:

- eine angemessene Größe der Testportionen
- gute Verdaubarkeit der Inhaltsstoffe
- ein passender Rahmen, in dem serviert wird

## Angemessene Portionen

In meinen Ausbildungsseminaren zur analytischen Kinesiologie habe ich in den ersten Jahren öfter erlebt, dass Kursabsolventen begeistert nach Hause gingen, sich in ihrer Praxis inspiriert und schwungvoll ans Ausprobieren machten – und im nachfolgenden Kurs von ihren Enttäuschungen berichteten. Sie hatten alles Nötige mitgenommen und verstanden, nur in der konkreten Anwendung wollte es nicht so recht funktionieren.

Ich staunte immer wieder, wenn ich erfuhr, womit manche Kursabsolventen „geübt" hatten: mit allem auf einmal! – Ohne je zuvor jongliert zu haben, versuchten sie, fünf Bälle auf einmal in der Luft zu halten … Sie hatten sofort nach Rückkehr vom Seminar gerade an ihren Patienten mit den schwierigsten Krankheitsbildern (die ja am dringendsten warteten) die ganze Palette der analytischen Kinesiologie zu testen versucht, vom Alarmpunkt-Check-up über alle Modalitäten zu sämtlichen geschwächten Punkten bis hin zu den ausgleichenden Therapien einschließlich der Dosierungen. Dass diese Therapeuten nach derartigen Anstrengungen und meist frustrierenden Ergebnissen dann überhaupt der Methode treu geblieben sind, muss ich mit Bewunderung anerkennen.

Und ich muss zugeben, dass ich an den Enttäuschungen nicht „unschuldig“ war. Denn die Art und Weise, wie ich in den ersten Jahren die analytische Kinesiologie vermittelte, war zunächst sehr komplex und umfassend. Ich selbst lernte erst im Laufe der Ausbildungen, dass zu große „Portionen“ ungesund sind und den Appetit verderben können. Allmählich erkannte ich den gesünderen Weg und entdeckte, dass sich die ersten Erfahrungen mit dem Muskeltest und der analytischen Kinesiologie durchaus in gut verdauliche „Häppchen“ aufteilen lassen. (Das ist der Hauptgrund dafür, dass ich mein erstes Buch *Gesund durch analytische Kinesiologie* für die Neuausgabe (2013 bei VAK) vollständig überarbeitet habe – zum *Praxisbuch analytische Kinesiologie*.)

Motivation braucht Erfolg. Den erleben wir jedoch nur dann, wenn wir die Trainingseinheiten richtig dosieren und nicht unter den Anforderungen zusammenbrechen. Die ersten Übungsbausteine müssen deshalb handlich sein und möglichst sinnvoll aufeinander aufbauen. Mit einer solchen „einschleichenden“ Dosierung gewinnt man in der Praxis am schnellsten Sicherheit im Umgang mit dem Muskeltest.

Sie sollten also nicht gleich mit Ursachenforschung bis ins Detail starten und schon gar nicht mit einem kompletten Check-up oder sonstiger komplexer Methodik. Überschaubare Testeinheiten lassen sich nicht nur leichter trainieren, sondern ermöglichen auch rasche Rückmeldungen, mit denen wir die Zuverlässigkeit prüfen können.

Erst wenn das Instrument seine Tragfähigkeit bewiesen hat, sind wir sicher genug für die nächsten Schritte. Und erst aus dieser zunehmenden Sicherheit heraus wird unser Bewusstseinsfeld klar und kraftvoll; die Sicherheit, die wir dann ausstrahlen, fördert die Akzeptanz bei Patienten und anderen Testwilligen.

„Kleine Portionen“ in diesem Sinne sind beispielsweise die Rastertests. Es lohnt sich, mit ihrer einfachen Systematik (nach Vorgaben wie „notwendig“, „sinnvoll“, „optimal“, „unschädlich“ usw.) all das herauszufiltern, was für den jeweiligen Probanden von Nutzen ist. Etwa diese Dinge:

- Medikamente
- geeignete Therapiewege
- optimale Diagnoseverfahren
- Auslöser für Symptomverschlechterung
- Verträglichkeit von Nahrungs- oder Körperpflegemitteln

Solche Tests sind leicht zu überschauen und linear zu verfolgen. Fehler oder Erfolge, die in einer *komplexen* Systematik eher verborgen bleiben würden, lassen sich direkt zuordnen – „learning by doing“.

Eine Hals-Nasen-Ohren-Ärztin testet bei jedem Patienten jedes Medikament aus, egal, ob Schleimlöser, Lutschpastillen oder Antibiotika. Damit sind Wirkung und Verträglichkeit gewährleistet, womit die Therapie effektiv und ökonomisch wird. Kurzfristiges Feedback verschafft ihr Sicherheit im Testen und stärkt in schwierigeren Fällen das Vertrauen in weniger verständliche Testergebnisse.

*

Ein Chirurg nutzt den Muskeltest bei jedem unklaren klinischen Befund als Zusatzinformation für Entscheidungen, diagnostisch wie therapeutisch. In Zweifelsfällen geht er den Weg, den der Test empfiehlt – und hat ihn im Nachhinein immer als richtig bestätigt gefunden.

*

Eine Gynäkologin macht jede Entscheidung über die Art der Intervention – sei es in der Geburtshilfe oder bei der Wahl der Pille, bei Menstruationsbeschwerden oder bei der Therapie von Krebserkrankungen – unter anderem vom Muskeltest abhängig und hat damit nur zufriedene Patientinnen.

*

Ein kardiologischer Chefarzt testet die Notwendigkeit invasiver Diagnostik (also etwa, ob eine Herzkatheteruntersuchung relevante Hinweise gibt). Natürlich führt er solche Untersuchungen – weil er den diagnostischen Richtlinien und seiner Verantwortung dem Patienten gegenüber verpflichtet ist – auch dann durch, wenn der Muskeltest sie für überflüssig erklärt. Die Befunde dieser Untersuchungen bestätigen aber immer wieder die Muskeltestergebnisse.

Auf diese Weise findet die Kinesiologie Eingang in den konventionellen Praxisalltag. Selbst wenn man es bei solchen kleinen Schritten belässt, wird das Muskeltesten Patienten und Therapeuten zufriedener machen.

Wenn man das wertvolle Potenzial dieses Testinstruments aber vollständig nutzen will, folgt nach etwas Übung mit dem Muskeltest das eigentliche „Highlight" der medizinischen Arbeit, die Ursachenforschung. Hier bis hin zu einer genauen Differenzierung zu testen, das erfordert einiges an Hintergrundwissen und Überblick, die hinzukommen müssen.

Aber auch dabei sollte man sich den Einstieg nicht unnötig schwer machen. Niemand sollte sich auferlegen, Spezialist auf allen Gebieten zu sein, niemand muss sich gleich zu Beginn mit komplexen Ausleitungsverfahren, mit den Wirkungen von Strahlungsfeldern, der Wechselwirkung kranker Zähne mit Organsystemen oder mit psychosomatischen Zusammenhängen auskennen. Jeder kann – wie der oben erwähnte Baubiologe – schon allein durch die minimalistische Klärung der entscheidenden Ursachenkategorien dem Patienten den richtigen Weg innerhalb eines kooperierenden Netzwerks weisen. Wenn dann Ihr größeres Interesse an der einen oder anderen Richtung erwacht, können Sie sich in Ihrem ganz persönlichen Tempo die nötigen Kenntnisse aneignen.

Auch ich brauchte und brauche die Zusammenarbeit mit Kollegen, die mein Wissen ergänzen. Als ich die ersten Male auf Zähne als Krankheitsursache stieß, war ich heilfroh, dass bei mir im Haus ein ganzheitlich orientierter Zahnarzt praktizierte, der mich über solche Hintergründe aufklärte. Ich testete also beim Patienten eine Störung an den Zähnen, lokalisierte sie in etwa und schickte ihn zum Abgleichen zu diesem Zahnarzt. Da war und ist meine Grenze und das ist gut so, denn es entlastet mich, dass dann ein Kollege die Verantwortung mitträgt.

Nicht anders ging es mir bei exogenen Störfeldern: Grundkenntnisse über Elektrosmog und Strahlungsfelder eignete ich mir zwar selbst an, aber ich atmete auf, wenn ein Fachmann mich in meinen Testungen bestätigte – und ich wusste, ich konnte jeden schwierigeren Fall entspannt an ihn abgeben.

Natürlich erweiterte meine Neugier und in gewissem Umfang auch die Notwendigkeit eines Basiswissens schrittweise mein Wissensspektrum, aber es entlastet sehr, wenn ich beim Einstieg in einen neuen Bereich nicht „alles auf einmal, und das sofort“ bewältigen muss.

Konkreter Praxistipp aufgrund meiner Erfahrungen:

- Erst einmal die Modalitäten oder Fingermodi (die ich weiter oben erklärt habe) als „Sortierhilfe“ nutzen, um die richtige Richtung der weiteren Suche zu ermitteln.
- Dann klären, ob Sie die erforderlichen Diagnose- und Therapieverfahren selbst durchführen können oder ob Sie den Patienten weiterempfehlen sollten.

Das mache ich noch heute, nach vielen Jahren und Erfahrungen, nicht anders. Dadurch, dass ich am liebsten die seelisch-geistigen Prozesse der Patienten begleite und mich als Fachfrau speziell dafür betrachte, bin ich nicht in jeglicher Richtung alternativmedizinischer Entwicklungen auf dem aktuellen Stand. Aber ich weiß, wo ich gegebenenfalls die notwendigen Informationen bekomme oder Ansprechpartner finde.

„Kleine Portionen" sind bei mir nicht nur in der Ausbildung, sondern auch in der Praxis an der Tagesordnung. Ich gehe nur selten auf mehr als *eine* Ursachenkategorie pro Sitzung ein. In der Regel konzentriere ich mich auf *den vorrangigen Aspekt*, sofern es mehrere Ursachen für eine Erkrankung gibt.

Das heißt konkret: Entweder verfolge ich in einer Sitzung die *biochemischen* Störungen (über den Test von Nosoden und Ausleitungsmitteln einschließlich Dosierungen und Einnahmemodus), um dem Patienten am Ende einen genauen Behandlungsplan an die Hand geben zu können. Damit ist dieser Teil der Behandlung „rund", bis hin zu allen Erklärungen, mit denen der Patient ein Verständnis für die Krankheitszusammenhänge bekommt.

Oder ich widme mich beim Testen den *strukturellen* oder *energetischen* Ursachen, jeweils wiederum bis in die einzelnen erforderlichen Konsequenzen, seien es Zahnarztbesuche, Elektrosmoganamnese oder Ähnliches.

Oder ich beginne mit dem Patienten eine Sitzung, um eventuellen *emotionalen* Konflikten auf die Spur zu kommen. Auch in diesem Fall stelle ich alle anderen Modalitäten zurück.

Diese „Portionierungen" sind für alle Beteiligten gut verdaulich. Die Patienten gehen nach diesen in sich abgerundeten Sitzungen zufrieden nach Hause, weil sie verstanden haben, worum es geht und was sie zu tun haben.

Auch mir selbst tut diese Klarheit gut, die ich in Zeiten, als ich alles auf einmal in *eine* Sitzung packte, nicht hatte. Ich bin übrigens sicher, dass meine Verteilung auf *mehrere* Arbeitseinheiten insgesamt *weniger* Zeit kostet als „Marathonsitzungen" mit hektischem Ablauf, da ich an die klaren, leicht dokumentierbaren Testverläufe immer wieder leicht anknüpfen kann.

Erst als *letzte* Stufe der „Übungsleiter" empfehle ich generalisierte Check-ups, bei denen der Patient nicht nur auf die Ursachen seiner Symptome hin getestet wird, sondern darüber hinaus eine Bestandsaufnahme *sämtlicher* relevanter Störungen erfolgt. Sie steht logischerweise nicht am Anfang der Arbeit mit dem Muskeltest, sondern folgt, wenn wir uns souverän fühlen, als krönender Abschluss. Ich empfehle also folgende Lernschritte:

- Zunächst sollten Sie die *Testtechnik* wie im Schlaf beherrschen.
- Dann sollten Sie die *Testfunktionen* üben, bis sie automatisch „sitzen".
- Dann können Sie schrittweise die Methodik und die Inhalte erweitern.

Entsprechende Anleitungen finden Sie in meinem *Praxisbuch analytische Kinesiologie.*

## Mentale Verdaulichkeit

Es ist nicht nur die Informationsfülle, die möglicherweise schwer zu verkraften ist, sondern auch die Inhalte übersteigen häufig das Verständnis der Patienten. Schon der Muskeltest ist ja etwas Neues und Besonderes; seine Ergebnisse mögen ebenfalls für viele erstaunlich sein. Um das Verständnis und die Kooperation der Patienten zu gewinnen, führe ich sie deshalb schrittweise an meine Arbeitsweise heran. Nach Möglichkeit gebe ich ihnen vor der ersten Testung Gelegenheit, sich gründlich über den Muskeltest zu informieren, zum Beispiel mit Informationsbroschüren, auf meiner Internetseite oder in einem meiner Bücher; in angemessenem Umfang beantworte ich auch eventuelle Fragen zur Methode.

Während des Testens lasse ich sie dann an den Arbeitsschritten so verständlich wie möglich teilhaben und mache das Vorgehen transparent. Das beginnt damit, dass ich Suchraster nicht nur in Gedanken definiere, sondern auch ausspreche, und führt bis dahin, dass ich die Testresultate kommentiere.

Daraus ergibt sich, dass ich im weiteren Verlauf der Untersuchungen alles vermeide, was fragwürdig oder unseriös wirken könnte, soweit es meinem Einfluss unterliegt. Das heißt, ich setze nicht alles ein, was „kinesiologisch machbar" ist, sondern versuche mich in Denken und Erfahrungen des Patienten hineinzuversetzen. Für die meisten von ihnen ist schon der Test selbst neu und sie finden es merkwürdig, dass ich durch Verpackung und Pullover hindurch eine Substanz testen kann.

Konkret bedeutet das, dass ich – so gut es geht – den Kontakt zur *Materie* halte. Einerseits weiß ich zwar, dass – wie auch immer das vermittelt werden mag – ein *Zettel* mit einer darauf benannten Frage oder Substanz seine Information ebenso gut wie die Substanz selbst in das Kommunikationsfeld einbringt. Andererseits möchte ich nicht von einem Physikprofessor oder von einer Lehrerin gefragt werden, seit wann denn ihr Bauchnabel *lesen* könne …

Ebenso habe ich davon Abstand genommen, das *Unterbewusstsein* per Muskeltest zu befragen, in welchem Buch auf welcher Seite ein wichtiger Hinweis für unsere Arbeit steht – auch dieser Test *kann* funktionieren (vermutlich über den Weg der morphischen Felder) – aber *muss* ich alles anwenden, was theoretisch machbar ist? Die Achtung vor meinen Patienten und Kursteilnehmern drückt sich unter anderem darin aus, dass ich sie nicht mit Ungewöhnlichem überstrapaziere. In der Anfangszeit unserer Seminare geschah das öfter, indem ich Spektakuläres um der Effekte willen demonstrierte; seit ich merkte, dass es die Teilnehmer eher in eine falsche Richtung lockte und dass meine Motivation in diesem Fall nicht so sehr das Lehren, sondern das Beeindrucken war, unterließ ich das.

Respekt ist auch einer der Gründe dafür, dass ich den *stummen* Dialog mit dem Unterbewusstsein des Patienten vermeide. Auch da weiß ich, dass es funktioniert – aber warum sollte ich das tun? Natürlich habe ich hin und wieder stumm getestet. Ich hatte mir gar keine weiteren Gedanken darüber gemacht, sondern übernommen, was ich gelernt hatte. Bis mir eines Tages ein Patient sagte, dass er meine Kommunikation mit seinem Innenleben „ziemlich unverschämt" finde, wenn er nicht zuhören dürfe. Ob mir klar sei, wie sehr ich ihn damit entmündige? – Das traf mich. Seitdem sehe ich keinen Grund mehr, in diesem Sinne „telepathisch" zu testen. Lieber schule ich meine Sprache und Kommunikationsfähigkeit, als dass ich meine, ich bräuchte Informationen, die der Patient selbst nicht hören darf.

Dasselbe gilt für einen schnellen Test „über den Kopf des Patienten hinweg", bei dem ich zügig eine Frage nach der anderen vor mich hin murmelte und am Arm ablas, was das Un(ter)bewusste dazu meinte. Am Ende informierte ich dann den Patienten darüber, stellte ihn sozusagen vor vollendete Tatsachen, aber an dem, was da passierte, hatte er keinen Anteil. Als ich selbst einmal auf diese Weise getestet wurde, fühlte ich mich äußerst unbehaglich … Also entschloss ich mich gegen solche Selbstgespräche und für eine jederzeit klare und offene Kommunikation.

Diese Mühe beim Suchen nach den passenden Worten machte mir einen weiteren Aspekt klar:

*Wie kann ich mir, wenn die ausgesprochenen Worte nicht so einfach zu formulieren sind, wirklich sicher sein, dass ich beim Stummtesten oder Murmeln eindeutig formuliere?*

Wenn ich meine eigenen Worte ausgesprochen höre, habe ich Gelegenheit, sie noch einmal mit meiner eigentlichen Absicht und dem Gedankengang abzugleichen: Stimmen sie wirklich so überein, dass der Patient eine verlässliche Antwort geben kann? Oder kommt dann über den Muskeltest ein verqueres oder unvollständiges Echo zurück?

Als letzte kurze Anmerkung möchte ich noch ein Nebenargument gegen den Stumm- und den Murmeltest hinzufügen: Ich halte das *bewusst gemachte* und ausgesprochene Wort energetisch für weitaus klarer und stärker als das gedachte – und damit wird es sich kraftvoller im Miteinander auswirken, was ja letztlich die Absicht unserer Arbeit ist.

## Der äußere Rahmen

Abschließend noch ein paar Worte zum äußeren Rahmen meiner Testungen: Selbstverständlich sorge ich für ein Ambiente, in dem meine Testsitzungen ungestört, entspannt und konzentriert ablaufen können. Noch wichtiger ist mir aber, dass ich selbst bei meiner Arbeit in guter Verfassung bin, soweit ich es in der Hand habe. Deshalb gewöhnte ich es mir bald ab, größere Testsitzungen an meine allgemeinen Hausarzt-Sprechstunden anzuschließen. Zumindest plante ich zuvor eine ausgiebige Mittagspause ein. Später reduzierte ich meine offiziellen Sprechzeiten und reservierte *einen* Wochentag für die Testsitzungen. Schließlich war ich mit der „Konzentration auf das Wesentliche“ so konsequent, dass ich mich ganz aus den Zwängen des Krankenkassensystems ausklinkte. Inzwischen sorge ich mehr denn je dafür, dass ich genügend Zeit für die Patienten, aber auch genügend Zeit für mich selbst habe.

*

### *In Kürze für Eilige:*

*Sicherheit beim Muskeltesten gewinnt man mit kleinen Trainingseinheiten, deren Ergebnisse durch Rückmeldungen der Patienten und Verlaufskontrollen rasch überprüft werden können.*

*Die Akzeptanz bei Patienten erhöht sich durch Vorinformation und Beteiligung am Testablauf sowie durch eine „zumutbare“ Vorgehensweise.*

*Die Rahmenbedingungen sollten entspannte Konzentration fördern.*

# Konsequenzen für die seelische Begleitung

## *Der rote Faden:*

*Weshalb der Muskeltest zu Reisen in die Vergangenheit (ver)führt, was wir dort suchen und wie es gelingt, sich auf diesen Reisen nicht zu verirren*

*

Wer Menschen psychisch begleiten, ihre Blockaden lösen oder Verhaltensmuster verändern will, wer belastende Erfahrungen verarbeiten und emotional gestärkt werden möchte, dem bietet die Kinesiologie ein vielfältiges Spektrum an Regulationsmaßnahmen. Eine im wahrsten Sinne des Wortes entscheidende Rolle spielt dabei immer wieder der Muskeltest. Nur ihn wollen wir hier im Zusammenhang mit der (psycho)therapeutischen Arbeit betrachten, denn in diesem Buch möchte ich ja untersuchen, was das Fundament des Muskeltests stärkt, seine Glaubwürdigkeit untermauert und ihn zu einem idealen Wegbegleiter für jede Form der Heilkunde macht.

Wie wir dafür beim Praxiseinsatz gute Voraussetzungen schaffen können, haben wir unter „Konsequenzen für Testende" bereits ausführlich betrachtet, sodass hier nur noch einige Besonderheiten des Muskeltests innerhalb der *seelischen* Begleitung zu beleuchten sind.

Der Muskeltest wird in der (psychologisch orientierten) Kinesiologie dazu genutzt, Wege zu Balancierungen verschiedener Art zu finden. Ein zentrales Element ist dabei die Suche nach emotionalen Stressoren; gesucht wird anhand vorgegebener Stichwortlisten, in denen Begriffe aus dem Bereich psychischen Erlebens zusammengestellt sind. Die in solchen Listen aufgeführten Beispiele emotionalen Erlebens werden – wenn man sie beim Testen ausspricht – im Gedächtnis des Patienten möglicherweise etwas anregen, assoziieren, auslösen oder verdeutlichen. Die Begriffe werden also vorgelesen und bei denjenigen Worten, die Stress auslösen, reagiert der Testarm beim Muskeltest negativ.

Wenn wir diese Testfunktion zunächst nur unter dem Aspekt der Glaubwürdigkeit des Tests selbst betrachten, hat er es in diesem Fall ausnahmsweise recht leicht, sich zu behaupten: Hier agiert eindeutig und allein das Unterbewusstsein, es kommen keine erschwerenden Phänomene hinzu wie beispielsweise beim Testen von Substanzen. Die Erklärung einer idiomotorischen Steuerung, wie sie auch in der Hypnose genutzt wird, ist physiologisch betrachtet ausreichend und glaubwürdig genug.

Während hier die physiologischen Zusammenhänge leicht nachvollziehbar sind, gilt das nicht unbedingt für die Glaubwürdigkeit getesteter *Inhalte*, vor allem, wenn wir um die mögliche mentale Mitwirkung des testenden Therapeuten wissen. Da wird es nämlich gerade in der seelischen Begleitung noch ein bisschen schwieriger als bei medizinischen Untersuchungen: Ein Vitaminmangel oder ein Beinbruch oder auch die Verschiebung eines Wirbelkörpers sind „handfest" und überprüfbar – aber können wir uns auch auf das verlassen, was der Muskeltest bei der psychologischen Arbeit zutage fördert oder was die anschließende Deutung daraus macht?

Es ist ein echtes Dilemma: Die „Materie" Psyche ist nicht objektiv zu fassen und nicht einmal unser immerhin materiell fassbares Gehirn, das wir als „objektiven" Speicher ansehen, ist da zuverlässig! Seit die Hirnforschung nachweist, wie sehr *Erinnerungen* trügen können und wie leicht sie von außen zu beeinflussen sind, wird die Frage immer dringlicher, inwieweit sie die *Wirklichkeit* oder *Wahrheit* widerspiegeln. So können wir – wie es etwa der Neurowissenschaftler Manfred Spitzer in seinen Büchern anschaulich beschrieben hat – jemandem ohne große Mühe „Erinnerungen" an höchst konkrete „Ereignisse" einreden, die in Wirklichkeit niemals stattgefunden haben.

## *Falsche Erinnerungen*

Spitzer schildert unter anderem einen Versuch, bei dem Probanden von Angehörigen an mehrere reale frühere Ereignisse erinnert werden sollten. Unter den wahren befand sich aber auch eine unwahre, fiktive Episode, die die Versuchsleiter konstruiert hatten, nämlich dass der jeweilige Proband als fünfjähriges Kind in einem Supermarkt verloren gegangen sei, dort von einer alten Dame aufgefunden worden und später wieder heil zuhause angekommen sei. Immerhin fast 30 Prozent der Probanden „erinnerten" sich bildhaft an dieses Ereignis und konnten sogar die alte Dame beschreiben … (Vgl. M. Spitzer: *Nervenkitzel*, Frankfurt 2006, S. 100)

Wenn nun noch der Muskeltest ins Spiel kommt und wenn wir an das kommunizierende Feld zwischen Therapeut und Patient denken, wenn wir wissen, dass Überzeugungen des Testenden aus seiner eigenen Erfahrung, aus seiner Ausbildung, aus Büchern oder aus dem Zeitgeist in den Test einfließen können – dann komme ich erst recht ins Zweifeln, auf welche Aussagen Verlass ist!

Denn wenn ein Mensch den Muskeltest an sich selbst erlebt und ihn als Vermittler seiner eigenen inneren Wahrheit versteht, wie wirkt sich das dann auf die Wahrscheinlichkeit aus, dass er sich etwas einreden lässt? Wer beim *Gespräch* noch standhalten kann, wie ergeht es diesem Probanden, wenn wir in ihn etwas *hineintesten*? Könnte nicht so manche biografische Katastrophe oder „dramatische" Kindheitserfahrung möglicherweise genau auf diesem Wege in die Erinnerung hineingelangt sein, die eigentlich mehr zum *Testenden* als zum Patienten gehört?

Bitte halten Sie das nicht für abwegig oder für eine Ausnahme! In den langen Jahren, in denen ich inzwischen Patienten begleite oder Menschen in der Anwendung der analytischen und psychologischen Kinesiologie anleite, sind mir zu viele begegnet, bei denen der Verdacht nahe lag, sie könnten ein solches „Hineintesten" erlebt haben. Das mag im einen oder anderen Fall harmlos sein: Vermutlich richtet es keinen großen Schaden an, wenn man *glaubt*, als

Kind einmal im Supermarkt verloren gegangen zu sein. Aber wie ist es beispielsweise mit der Häufung von „sexuellem Missbrauch“, die in den Lebensläufen der Klienten mancher kinesiologisch arbeitenden Therapeuten geradezu auffällt?

So kenne ich eine Praxis, in der vor Jahren ein regelrechter „Missbrauchsboom“ ausbrach. Diese Praxis für Ernährungsberatung lag nicht weit von meiner Landarztpraxis entfernt und so hatte ich mehrmals Patientinnen, die sich dort Hilfe zur Gewichtsreduktion erhofften, aber auch bei mir in Behandlung waren. Die Leiterin der Praxis suchte für jede Teilnehmerin bei der ersten Begegnung per Muskeltest den „Grund“ ihres Übergewichts, um daran zu arbeiten, und nach allen Informationen, die mir zugänglich waren, fand sie bei *jeder* Teilnehmerin frühkindlichen sexuellen Missbrauch – mit der Folge, dass es hinterher viel zu tun gab, um die psychischen Zusammenbrüche der betroffenen Frauen aufzufangen …

Ich bezweifle nicht, dass Missbrauch eine hohe Dunkelziffer hat und ein verbreitetes Phänomen ist. Aber gerade deshalb finde ich es besonders bedenklich, wenn er zum *Modethema* pervertiert (wird).

### *Vermeintlicher Missbrauch*

In einem konkreten Fall habe ich miterlebt, dass eine junge Frau den Missbrauch durch ihren Vater jahrelang (!) kinesiologisch bearbeitete – ein „Erlebnis“, das ausschließlich durch den Muskeltest „ans Licht gebracht“ worden war. Sie sagte sich nach einer quälenden Zeit schließlich offen von ihren Eltern los, die sich verzweifelt gegen diesen Vorwurf wehrten. Auch zur übrigen Verwandtschaft ging sie auf Abstand, weil auch diese nichts davon gewusst haben wollte.

Immer tiefer versank sie in Depressionen, bis sie eines Tages einen völlig anderen Weg einschlug. Durch intensive spirituelle Ausrichtung veränderte sich Entscheidendes in ihrer

Haltung und in der Beziehung zu sich selbst und allmählich keimte die Ahnung, dass es in ihrer Kindheit vielleicht ganz anders gewesen sein könnte. Sie setzte sich weiterhin – aber mit einem anderen Blick – damit auseinander. Schließlich zog sie selbst den erschreckenden (aber auch befreienden) Schluss, dass ihr dieser Missbrauch *eingeredet* worden war, dass sie sich die „Erinnerung" daran zunehmend eingebildet und dann daran festgehalten hatte. Sie bat ihre Mutter um Vergebung, die Mutter und die Geschwister „hatten sie wieder" – der Vater war inzwischen gestorben, ohne von ihrer Wandlung zu erfahren.

Das ist ja das Schwierige bei der Psyche: Nicht nur das Fehlen „harter Fakten" der Vergangenheit macht es oft schwer, die „Wahrheit" zu erkennen. Hinzu kommt noch die Gratwanderung zwischen dem Ernstnehmen einerseits und dem unerwünschten Hineinsteigern andererseits.

Lassen Sie sich aber nicht entmutigen, sondern durch die negativen Beispiele anspornen, es besser zu machen. Zu diesem Zweck erwähne ich sie hier. Die erforderlichen Attribute einer *gewissenhaften* Arbeit werden deutlicher, wenn Licht auf die möglichen Fehler fällt. So lassen Sie uns noch einen Moment das Unerwünschte nutzen, um das Wünschenswerte deutlicher zu machen.

Was den Einsatz des Muskeltests bei der psychischen Spurensuche problematisch machen kann, das sehe ich im Wesentlichen in den folgenden drei Punkten:

1. Falsche „Erinnerungen" können den Klienten eingeredet werden, *mit* Muskeltest noch überzeugender als *ohne*.
2. Echte Erinnerungen können zur Unzeit geweckt, das heißt per Muskeltest forciert werden.
3. Die Suche nach Altlasten kann zu „unendlichen Geschichten" verführen.

Zu 1: Da ich darauf setze, dass *seriöse* Therapeuten gar nicht auf die Idee kommen, jemandem etwas einzureden, möchte ich nur daran erinnern, wie es *trotzdem* passieren kann, dass falsche Erinnerungen „hineingetestet“ werden: Das kann durch *Überzeugungen* geschehen, deren sich der Therapeut nicht bewusst ist. Die Lösung liegt wiederum, wie bei den allgemeinen Konsequenzen für Therapeuten bereits erwähnt, in der Selbstwahrnehmung und der Bereitschaft zu Offenheit und Selbstreflexion.

Zu 2: Dass echte Erinnerungen zur falschen Zeit wachgerufen werden, habe ich selbst in den Jahren meiner Arbeit mit dem Muskeltest nur ein einziges Mal in einem meiner Seminare erlebt. Da brach eine Teilnehmerin in einer Übungsgruppe zusammen, als einzelne Stressoren getestet wurden und in ihr Erinnerungen hochstiegen. Wir hatten als Kursleitung alle Hände voll zu tun, um sie zu stabilisieren. Solche Situationen sind vermutlich selten, aber man muss auf sie gefasst sein wie auf Glatteis im Winter.

Mit dem eigenen therapeutischen Repertoire sollte man auf solche Notfälle vorbereitet sein, wenn man mit dem Muskeltest in mögliche Wespennester sticht. Schon deshalb halte ich es für unverantwortlich, wenn man das Muskeltesten als einzige Kompetenz vorzuweisen hat und sonst weder therapeutisch noch menschlich zu unterstützen weiß. In diesem Sinne plädiere ich sehr für das Motto: „Der Muskeltest legitimiert zu nichts, was man nicht ohne ihn auch könnte und dürfte.“

Zu 3: Unendliche Geschichten – Auch hier unterstelle ich keine böse Absicht eines Therapeuten, wenn er über lange Zeit hinweg in jeder Sitzung per Muskeltest immer wieder eine weitere Last aus der Vergangenheit ans Tageslicht fördert. Oft ist es, wie ich insbesondere in meinen Supervisionsgruppen häufig feststelle, Unkenntnis oder Gedankenlosigkeit, die immer wieder geradezu reflektorisch zum Arm greifen lässt, um erneut in die Vergangenheit zu tauchen.

Es mag sein, dass manche Menschen auf diese Weise tatsächlich zu sich selbst finden – öfter jedoch habe ich den Eindruck, dass sie sich eher *verlieren*, und zwar an ihre eigene Vergangenheit. Dann wird der Gedanke „Da muss doch noch irgendwas verborgen sein, wenn es mir immer noch nicht gut geht!“ zur Leitschiene – oder besser gesagt zur „Leidschiene“, die uns genau an *die* Vergangenheit fesselt, die wir doch ach so gern hinter uns lassen wollen.

Ich vermute, dass dieses ständige Kreisen um die eigene Geschichte drei Gründe hat: Zum einen folgt es der weitverbreiteten Sichtweise (die in den Anfängen von Psychotherapie und Psychoanalyse begründet ist), man könne seine Lebensprobleme am besten in der Vergangenheit lösen. Diese Sicht wird natürlich verstärkt, wenn man in der Bearbeitung von „Altlasten“ mehrmals Erfolg hat. Dann bleibt man gern bei dem Werkzeug, das sich zunächst bewährt hat, und sieht nicht mehr, was sonst noch notwendig sein könnte.

Zum anderen haben solche „Spaziergänge“ in der Vergangenheit auch eine seltsame Anziehungskraft – und wenn die eigene Kindheit nichts mehr hergibt, müssen noch „frühere Leben“ herhalten: Sich an Vergangenes zu klammern, das lenkt den Blick davon ab, dass man sich dem scharfen Wind realer Herausforderungen stellen sollte, beispielsweise Beziehungen in Ordnung zu bringen oder Alltagsaufgaben gewissenhaft zu erfüllen.

*

Damit ist wohl alles Wesentliche angesprochen, was den Umgang mit dem Muskeltest in der seelischen Begleitung problematisch machen kann. Und ebenso hat sich angedeutet, wie wir eine gute Chance haben, solche Fallen zu vermeiden: indem wir unser „Hauptwerkzeug“, die therapeutischen Qualitäten, durch Selbsterforschung und Selbstvervollkommnung gut pflegen.

## Selbstklärung

Bei mir als psychologischer oder psychotherapeutischer Begleiterin kommt nichts so sehr meinen Patienten zugute wie all das, was ich an mir selbst entwickle und erarbeite – nicht in erster Linie als faktisches Wissen und instrumentelle Fertigkeit, sondern im Sinne ganz persönlicher Qualifikation. Ich erlebe an mir und an anderen Therapeuten immer wieder, wie wir – ohne Erweiterung der Methodik – unsere Patienten zu immer tiefer greifenden Veränderungen anregen, je intensiver wir uns *mit uns selbst* auseinandersetzen und je mehr wir „bei uns selbst angekommen" sind.

Im Rahmen meiner Seminare werde ich oft gefragt, wie man denn ein „guter Therapeut" werden könne, aber auch, woran man ihn erkenne, wenn man selbst Hilfe suche. Ich kann nicht allgemeingültig antworten, sondern nur weitergeben, woran ich selbst mich orientiere:

Egal, ob mit oder ohne Kinesiologie – natürlich lege ich erst einmal Wert auf *die* Qualitätskriterien, die Thema dieses Buches sind. Darüber hinaus schaue ich mir meine potenziellen Begleiter durch die Brille der Authentizität an: *Leben* sie überzeugend das, was sie vertreten? – Wenn sie eine Methode bejahen und anwenden, dann müssten sie selbst ja das Ergebnis einer solchen Arbeit an sich erkennen lassen. Gefällt mir das, was sie selbst *ausstrahlen*, oder gefällt mir nur das, was sie *propagieren*? – Würde es mich locken, ähnliche Verhaltensweisen, Lebensumstände, Weltsichten oder persönliche Fähigkeiten zu entwickeln, wie der Therapeut sie mir vorlebt? – Auch ohne die „Kopie" eines anderen zu werden, können wir kaum vermeiden, dass ein therapeutisches Miteinander ein wenig ansteckt oder „abfärbt", und dann sollte mir die „Farbe" doch zumindest gefallen, die ich abbekomme.

Als Therapeuten auf dem Weg voranzugehen, den wir dem Patienten schmackhaft machen wollen, das geschieht nicht von allein. Etwas Mühe und Einsatz kostet es schon, mit sich selbst und seinen Altlasten ins Reine zu kommen – wozu wir ja unsere Patienten ebenfalls ermutigen. Wenn wir uns in unserer Aufgabe ein wenig wie Bergführer verstehen, ist es verständlich, dass wir denjenigen, die sich uns anvertrauen, „ein Stück voraus" sein müssen und den anderen nur so weit begleiten können, wie wir selbst den Weg schon erkundet haben.

Man muss andererseits nicht „fertig" sein, um gut therapieren zu können. Wann sind wir schon „fertig"? Der Prozess der Selbsterforschung, Selbstgestaltung und Selbstvervollkommnung endet offensichtlich nie. Die Instrumente, die wir dazu brauchen, haben wir schon in früheren Kapiteln kennengelernt: zuallererst die Fähigkeit zur Selbstreflexion, die Bereitschaft, sich und bisherige Sichtweisen infrage zu stellen und neu zu betrachten.

Lassen Sie uns dieses Kapitel, in dem wir die Konsequenzen aus dem Wissen um die Kommunikationsfelder für die psychische Begleitung mit dem Muskeltest betrachten, ebenso mit einer „Praxisempfehlung" abrunden, wie wir es zuvor für die medizinische Arbeit getan haben. Natürlich gelten auch hier weiterhin alle Regeln, für die wir uns im Umgang mit dem Muskeltest generell entschieden haben, etwa: eine angemessene „Dosis" für die einzelnen Begegnungen (Sitzungen) zu finden; oder: alles zu tun, um die Glaubwürdigkeit des Tests zu erhalten, indem wir auf fragwürdige Praktiken verzichten. Auch in der psychischen Begleitung von Menschen käme es mir nicht in den Sinn, sie telepathisch oder murmelnd zu testen. Aber beim Bearbeiten seelischer Konflikte und Prozesse kommt zu dem, was grundsätzlich gilt, noch eine Besonderheit hinzu:

## *Das Wort als Medizin*

Seelische Hilfestellung zwischen Menschen – seien es Patient-Therapeut-Beziehungen oder „beste Freundinnen" – braucht in der Regel *Worte*. Natürlich ist manchmal eine Umarmung, eine Tasse Tee oder gemeinsames Schweigen ebenfalls heilsam. Aber gerade wenn es darum geht, etwas zu *verstehen* oder sich *gegenseitig* zu verstehen, kommen wir ohne Worte nicht aus.

Ganz besonders gilt das für das Austesten emotionaler Stressoren in kinesiologischen Sitzungen: Auch sie Triggerbegriffe sind Worte. Und diese Worte lassen den Betroffenen unter Umständen ratlos zurück, wenn sie nicht in einen verständlichen Kontext eingebunden werden.

Ich sprach schon davon, dass es therapeutische Kunst ist, Reaktionsmuster in der Tiefe zu erfassen, und solche Tiefe entwickelt sich in einem *sprechenden* Miteinander, wenn sich zwischen Therapeut und Patient *Resonanz* aufbauen kann. Ich persönlich halte diese Resonanz für wesentlich entscheidender als eine Fülle von vielleicht zutreffenden Stressorbegriffen.

Um es klar zu sagen: Wer sich scheut oder für unbegabt hält, mit Patienten angemessen zu *sprechen*, dem bleiben viele *andere* Heilverfahren, die weniger auf das Wort angewiesen sind und auf andere Weise heilsam wirken, zum Beispiel körperorientierte oder künstlerische Therapieformen. Dem Betreffenden würde ich *nicht* raten, die Spurensuche im Seelenleben zu seinem Arbeitsfeld zu machen. Das Gegenüber in der Kommunikation zu erreichen, das verstehe ich als absolute Vorbedingung, auch und gerade in der aufdeckenden Arbeit mit dem Muskeltest.

Wenn wir unseren therapeutischen Auftrag *so* verstehen, dass wir die Patienten auch aufklären und zu einem eigenen Beitrag motivieren sollten, wird die Sprache unser wichtigstes Instrument. Und wenn dann noch der Muskeltest hinzukommt, werden Sprachschulung und Sprachverfeinerung unausweichlich. Der Muskeltest soll unser Verständnis und damit unsere *Kommunikation* erweitern – also müssen Worte in die kinesiologische Arbeit einbezogen werden und der Muskeltest in die Sprache. Das gilt für die Kombination von Kinesiologie und Psychologie oder Psychotherapie ganz besonders. Da wir beim Muskeltesten in Stressorlisten nach *Begriffen* suchen und mit *Formulierungen* (wie beim Prüfen von Glaubenssätzen) arbeiten, kommen wir an der Notwendigkeit einer eindeutigen, verständlichen und einfühlsamen Sprache nicht vorbei.

Idealerweise sollte die grundsätzliche Fähigkeit zu therapeutischer Gesprächsführung vorhanden sein, *bevor* der Muskeltest als zusätzliche Kommunikationsform einbezogen wird. Wer sich sprachlich gewandt und klar ausdrücken kann, wer auch dem Patienten den Ball passender Worte zuspielen kann, dem wird es gelingen, sowohl bei der Anwendung des Muskeltests wie auch in der Übersetzung seiner Ergebnisse die adäquaten Formulierungen zu finden. Sich der eigenen Sprache bewusst zu werden und sich bewusst in ihr auszudrücken, dieser Arbeitsprozess wird durch eindeutige Testergebnisse einerseits und durch eine konstruktive Heilungsbeziehung zum Patienten andererseits belohnt.

Wer sich dafür schulen möchte, findet dazu reichlich Anregungen in Büchern und Seminaren. Dem Aufbau von Resonanz im Gespräch und der Einbindung von Triggerbegriffen in die Sitzungen mit Patienten widmet sich sehr konkret mein *Praxisbuch psychologische Kinesiologie.*

*

## *In Kürze für Eilige*

*Zum Lösen von Blockaden und prägenden Lebenserfahrungen trägt die Kinesiologie unter anderem das Austesten von Triggerbegriffen (emotionalen Stressoren) bei. Damit sollen Zusammenhänge erkannt und verstanden sowie Erinnerungen angeregt werden.*

*Hierbei sollte man sich der Gefahr bewusst sein, dass „falsche Erinnerungen" in einen Patienten „hineingetestet" werden können. Ebenso sollte man im Blick behalten, dass die wesentlichen Lebensknoten in einem zeitlich überschaubaren Prozess gelöst sein dürften. Wenn die Vergangenheitsbewältigung zur Dauerbeschäftigung wird, ist zu prüfen, welches Missverständnis die Weiterentwicklung behindert.*

*Die „Medizin des Wortes" sollte jedem, der seelisch begleitend mit dem Muskeltest arbeitet, gegenwärtig sein: Grundlage der Begegnung mit Patienten ist das Gespräch und damit die Fähigkeit zu konstruktiver Kommunikation.*

# Konsequenzen für Lehren und Lernen

***Der rote Faden:***

*Wie beim Lehren und Lernen das Bewusstseinsfeld ein komplexes, mehrschichtiges Gewebe bildet und wie es gelingen kann, sich darin nicht zu verfangen*

*

Was bei der *praktischen* Arbeit mit dem Muskeltest für die Kommunikationsfelder gilt, das gilt umso mehr natürlich überall dort, wo dieses Werkzeug gelehrt und damit „multipliziert" wird, also in allen Kursen, Vorträgen und Ausbildungen, und zwar in dreifacher Hinsicht:

- Kommunikationsfelder fungieren als *Lernhilfe* im Unterricht selbst,
- sie sind das *Objekt*, über das im Zusammenhang mit dem Muskeltest unterrichtet werden soll, und
- sie werden möglicherweise zu einem *Transportmittel* für Inhalte, die über das eigentliche Lernziel hinausgehen:

## *Das Feld als Lernhilfe*

Jeder hat wohl schon selbst erlebt, dass die Klarheit und das Wissen eines Lehrenden seine Schüler oder Zuhörer „mitziehen" oder „mitnehmen". Nur so kann ich mir erklären, dass in der Gegenwart eines kompetenten Lehrers – sofern kein Stress durch Prüfungsgefühle besteht – vieles wie selbstverständlich von der Hand geht, was im Alleingang gar nicht mehr funktionieren will.

***Wenn man unter die Fittiche genommen wird …***

Als ich vor einigen Jahren den Motorrad-Führerschein machte, fühlte ich mich nach einigen Fahrstunden gut und sicher auf der Maschine. Ich auf dem Zweirad, mein Fahrlehrer, per Funk mit mir verbunden, im Auto hinter mir – alles funktionierte einwandfrei, sodass ich mir nichts dabei dachte, als mein Fahrlehrer mich über Funk bat, ich solle schon mal zur 300 Meter entfernten Fahrschule vorausfahren, er müsse auf dem Weg dorthin noch kurz etwas erledigen.

Sobald aber mein Lehrer aus meinem Rückspiegel verschwunden war und ich losfahren wollte, fing ich an zu wackeln. Ich konnte die Maschine gerade noch halten, fuhr aber so unsicher und kurvig wie noch nie zuvor mühsam die wenigen Meter bis zur Fahrschule. Ich hätte besser schieben sollen …

Das Gegenteil erlebte ich unmittelbar nach der Fahrprüfung. Ich machte eine meiner ersten Touren mit einem Freund, der ein ausgesprochen sicherer und geübter Fahrer ist. Er fuhr mit seiner Maschine sehr zügig – und ich fuhr „in seinem Feld“ vollkommen ruhig und sicher mit, egal, ob er vor mir oder hinter mir fuhr. Nicht, dass ich mich bemühte, mit ihm mitzuhalten oder ihm etwas zu beweisen – ich war einfach sicher und entspannt durch seine Gegenwart, obwohl er gar keinen praktischen Einfluss auf mich haben konnte. Als ich ihm das nach unserem Ausflug etwas verwundert erzählte, sagte er, dass er ebenfalls das Gefühl gehabt habe, mich „unter seine Fittiche“ zu nehmen.

Fehlt die ordnende Kraft, so verstärkt sich die Konfusion. (Gerade beim Motorradfahren zeigt sich, dass diese Kraft *nicht materiell* sein kann, denn ich sitze ja *allein* auf der Maschine.) Obwohl ich zum

Trainieren des Muskeltests sehr für Übungsgruppen von Gleichgestellten plädiere, nehmen solche „paritätischen" Gruppen zugleich in Kauf, dass sich eventuell noch unsichere, unstrukturierte Felder ungeübter Tester überlagern und klares Arbeiten erschweren. Das lässt sich noch einmal mit unserem physikalischen Vergleich veranschaulichen: Wenn mehrere kleinere Magnete mit so großen Abständen verteilt hingelegt werden, dass sie trotz Anziehung an ihrem Platz liegen bleiben, dann beeinflussen sich ihre Felder trotzdem wechselseitig und wirken unterschiedlich auf Eisengegenstände ein – Chaos ist angesagt.

So stelle ich es zumindest als Idee in den Raum, ob nicht auch in Lehrsituationen über pädagogische, neurophysiologische und psychische Faktoren hinaus das *Informationsfeld* eines klaren und kraftvollen Lehrers zum effektiveren Lernen beiträgt.

## *Das Feld als Lehrobjekt*

Über die Wirkung der Kommunikationsfelder beim Muskeltest zu informieren ist in den letzten Jahren selbstverständlicher Bestandteil der Ausbildung in analytischer Kinesiologie geworden. Das A und O von Testtechnik und Bewusstsein, wie ich es im Kapitel „Meine Spielregeln" vorgestellt habe, gehört inzwischen in die allerersten Unterrichtsstunden.

Während ich anfangs befürchtet hatte, dieses Vorgehen könne die Neueinsteiger überfordern und verschrecken, bewährte es sich im Gegenteil sehr bald, weil Fehler grundsätzlich schneller verstanden und korrigiert werden konnten. Und viele Teilnehmer fühlten sich darüber hinaus entlastet durch das Verständnis, dass es im Wissen um die schöpferische Auswirkung in unseren Bewusstseinsfeldern keine „richtigen" und „falschen" kinesiologischen Lehren gibt, wohl aber die eine oder andere Anwendungsform, die ihnen mehr oder weniger entspricht. Dadurch fühlten sie sich frei, nach eigenen Vorlieben zu wählen, an welcher Arbeitsweise sie sich orientieren wollten, waren aber auch motiviert, die unumgänglichen Grundlagen umso gründlicher zu erlernen.

In diesem Bewusstsein können sich manchmal schon nach einer kurzen, gezielten Einarbeitung in die Anwendung des Muskeltests die Wege trennen, weil es dann die einen in die mehr kinesiologische Methodik zieht und sie eine Ausbildung etwa in *Touch for Health* bevorzugen, andere folgen der analytischen Kinesiologie und wiederum andere gehen zufrieden nach Hause und testen Obst für ihre Kinder. Aber alle wissen, was sie tun und warum sie es tun.

Um diese Option freier Gestaltung deutlich zu machen, habe ich das Wörtchen „müssen“ in meinen Kursen weitgehend gestrichen und durch „können“ ersetzt, zum Beispiel so:

- Ich *kann* alle Meridiane über die jeweiligen Bezugsmuskeln testen, ich kann sie aber auch über Alarmpunkte oder verbal testen oder ich kann mich an Reflexzonen oder an anatomischen Strukturen „entlangtesten“.
- Ich *kann* einen Probanden durch kinesiologische Vorabbalancierungen einstimmen, ich kann aber auch direkt mit dem Eichen beginnen und dann loslegen.
- Ich *kann* einen Verweilmodus einnehmen, ich kann das aber auch unterlassen, ohne dass es der Klarheit des Tests Abbruch tut.
- Ich *kann* der Ein- und Ausatmung, dem Überkreuzen der Beine, dem Testen mit dem linken oder rechten Arm, dem vorhandenen oder nicht vorhandenen Blickkontakt beim Muskeltest eine Bedeutung beimessen, ich kann das aber auch ohne Risiko ignorieren.
- Ich *kann* die Quarzuhr beim Testen abnehmen lassen, ich kann sie aber auch bei der Testperson belassen.

Und diese Liste *kann* ich beliebig fortsetzen …

„Können“ erlaubt, die Elemente zu wählen, die uns am besten entsprechen. Das Potenzial der Kinesiologie als komplexe Methode ist vielfältig und ihre üblichen Vortestungen und Balancierungen liegen manchen Anwendern mehr, als sich in der unkonkreten Freiheit von „Feldern“ zu bewegen. Strukturen gewähren Halt – und zugleich sind wir frei, diesen Halt selbst zu wählen, indem wir uns ihrer kreativen Gestaltbarkeit bewusst sind.

Die Kinesiologie bietet eine Menge vielfältiger Bausteine, mit denen wir erst dann frei gestalten können, wenn wir ihre Bezüge durchschauen. Beispielsweise geht die Kinesiologie eine gute Koalition ein mit der traditionellen chinesischen Medizin und ihrer Meridianlehre – aber selbst ein ganzheitliches Check-up ist nicht auf diese Verbindung *angewiesen*. Ebenso sind standardisierte Listen mit emotionalen Schlüsselbegriffen in der Suche nach emotionalen Stressoren eine sinnvolle Arbeitshilfe – aber es geht auch mit ganz anderen Elementen. Eine Therapeutin aus meiner Ausbildung findet die entsprechenden Triggerbegriffe über die Zuordnung zu astrologischen Aspekten – es ist vieles möglich.

Dass die Meridiane mit Kinesiologie sehr eng kommunizieren, zeigt das *Touch for Health*, in dem sich das eine vom anderen gar nicht trennen lässt. Dieses Band ist am engsten, verbindet beide Systeme geradezu organisch. Bach-Blütenessenzen, Physiognomik oder systemische Aufstellungen sind keine „Blutsverwandten“ der Kinesiologie, sondern frei gewählte Begleiter oder lockere Bekannte.

Dazwischen gibt es eine Reihe von Verbindungen, die ebenfalls per se nicht kinesiologisch sind, aber für Außenstehende oder Anfänger oft unauflöslich mit der Kinesiologie verbunden zu sein scheinen und damit für Familienangehörige gehalten werden. Dazu gehören die Modalitäten, die den Mudras aus dem Yoga entliehen sind, wie auch Elemente des Neurolinguistischen Programmierens oder Listen emotionaler Stressoren für die Bearbeitung psychischer Blockaden. Sie passen natürlich gut zueinander, vielleicht sind sie deshalb sozusagen eine Ehe eingegangen, aber die gleichen Wurzeln haben sie gleichwohl nicht.

Außerdem gibt es ursprünglich kinesiologische *Behandlungsformen*, aber auch Verwebungen mit vielen Methoden *anderen* Ursprungs (wie Reflexzonenbehandlungen, Klopftechniken), bei denen der Muskeltest im Wesentlichen nur eine Kontrollfunktion hat.

Da Kinesiologieeinsteiger die Wertigkeiten einzelner Maßnahmen bei sehr komplexen Zusammenhängen noch gar nicht durchschauen können, nehmen sie logischerweise alles „gleich-wertig" mit und verbreiten es in ihrem eigenen Feld, wenn sie mit der Anwendung beginnen. Insofern hat es sich in unseren Ausbildungen bewährt, die Bausteine kinesiologischer Methodik so weit voneinander zu lockern, dass sie danach großenteils nach individuellem Bedarf und freiem Ermessen wieder zusammengesetzt werden können.

## *Trojanische Pferde?*

Auf den vorangegangenen Seiten dürfte deutlich geworden sein, dass manches, was wir über die Kinesiologie zu wissen meinen und als unumstößliches Gesetz betrachten, durchaus „selbstgestrickt" und dann über das Bewusstseinsfeld verbreitet worden sein könnte. Das muss ja keineswegs nachteilig oder bedenklich sein, sondern sagt zunächst nur etwas über die Kraft solcher Felder aus.

Da diese Kraft wiederum allen Kinesiologen bekannt ist (nämlich dadurch, dass auf das notwendige Freisein von Erwartungen hingewiesen wird), dürfte es auch niemanden überraschen, dass wir die eine oder andere Überzeugung zur Kinesiologie selbst in unser Feld bzw. in die unterschwellige Erwartung hineintragen. Dabei ist es wohl in den meisten Fällen ein Streit um des Kaisers Bart, ob Kinesiologie nun so oder anders zu praktizieren ist – solange die Grundhaltung stimmt und damit unvoreingenommene Ergebnisse gesichert sind. Das heißt: Wie unsere Erwartungen oder Überzeugungen zur Kinesiologie selbst sind, dürfte auf die *inhaltlichen* Ergebnisse eines Muskeltests – und nur an diesen sind wir hier interessiert – ohnehin keinen Einfluss haben.

Schwieriger wird es jedoch, wenn beim Lehren einer Methode auch darüber hinausgehende Botschaften transportiert werden, die wir am Ende nicht mehr von der Methode zu trennen gewohnt sind und demzufolge direkt in die Arbeit übernehmen. Was im Unterricht möglicherweise nur *beispielhaft* gemeint war, wird als *Rezept* verstanden und fixiert sich in Therapien dann zu Überzeugungen. Ich habe zum Beispiel in Kursen zu ausleitenden Verfahren erlebt, dass nicht nur *technisch*, sondern auch *inhaltlich* vermittelt wird, was „man muss", ebenso wie in etlichen Kinesiologiekursen.

Das heißt, dort wird nicht nur das Wissen weitergegeben, *dass* es toxische Belastungen durch Amalgam gibt (wobei auch das meiner Meinung nach schon über die reine Kinesiologieausbildung hinausgeht), sondern es wird gleich das dazugehörige Patentrezept für eine entsprechende Entgiftung verabreicht – so dürften die verschiedenen „Wahrheiten" von Testern (wie im Kapitel „Von Therapeuten und Gelehrten") zustande kommen.

Dieses „Wissen" nehmen die Schüler mit, bauen es als Überzeugung in ihr eigenes Feld ein – und finden kraft dieser Überzeugung per Muskeltest *das* bestätigt, was sie gelernt haben.

Damit kommen wir zu den Lehrinhalten, die den Kinesiologieschülern sozusagen in trojanischen Pferden mit auf den Weg gegeben werden und die sie dann wiederum inhaltlich über das Kommunikationsfeld in ihre Testergebnisse einschmuggeln können. Es besteht nämlich die Gefahr, auch alles das als zum System der Kinesiologie gehörig zu übernehmen, was in Ausbildungen als *Denkmodell* fungiert, was als *Beispiel* benannt oder inhaltlich zur *Demonstration* benutzt wird. So geschieht es leicht, dass sich eine Einzelvorführung zu einem Pauschalrezept aufschwingt, egal, ob es sich um die Schädlichkeit geschlossener Halsketten, um die Ausleitung von Toxinen oder um die hellsichtig machende Wirkung von XY-Essenzen geht.

Die wenigsten Ausbilder dürften die Absicht haben, ihre Fallbeispiele, Meinungen, Demonstrationen, Hypothesen oder Deutungsangebote als absolute Wahrheit zu verkaufen. Es lässt sich nur schwer vermeiden, dass Kursteilnehmer hin und wieder Beispielhaftes als Faktum einpacken und in eigener Anwendung als Überzeugung wieder auspacken.

Andererseits ist es völlig unmöglich, zur Vermeidung von Missverständnissen Beispiele, Denkmodelle und Deutungen ganz aus dem Unterricht herauszuhalten. Eine Ausbildung wie diejenige in Kinesiologie, die uns in neue Erkenntnisbereiche führt, *muss* konkrete Anhaltspunkte für ihre Anwendung geben, muss an Fällen arbeiten, muss Theorien anbieten, Hypothesen aufstellen und Möglichkeiten anreißen. So wenig, wie Fahrunterricht ohne Straßenbenutzung funktioniert, kann man den Muskeltest ohne Bezug zu realen Objekten kennenlernen.

Demnach bleibt uns als Ausbildern keine andere Wahl, als unseren Lehrstoff *so transparent wie möglich* zu gestalten, also Beispiele, Empfehlungen und Hypothesen als solche kenntlich zu machen und definitive Lehraussagen auf das zu beschränken, was gesichert ist.

Wenn wir als Lehrende wünschen, dass unsere Schüler den Muskeltest mit fundiertem Wissen und Können einerseits und mit Offenheit andererseits anwenden, wird die Ausbildung das notwendige Rüstzeug mitgeben müssen. Neben dem fachlichen, methodischen Fundament könnte unser entscheidender Beitrag die gelebte *Offenheit* sein. Sofern sie, als Grundbedingung für die notwendige therapeutische Rezeptivität, überhaupt *gelehrt* werden kann, wird das sicherlich am eindrucksvollsten durch Vorbilder innerhalb der Ausbildung geschehen.

Indem wir als Kursleiter erkennen lassen, dass die von uns vermittelten Erfahrungen nur ein Ausschnitt des Wissens im Fluss weiterer Entwicklungen sind, wird allein dadurch den „Überzeugungen" viel Nährboden entzogen. Auch wenn die Auszubildenden anfangs ungefiltert „schlucken" müssen, was es zu lernen gibt, werden sie dadurch sensibilisiert, grundsätzlich *offen* mit erlernten „Wahrheiten" umzugehen und auf darin verkapselte Inhalte zu achten.

*

## *In Kürze für Eilige:*

*Es hat sich bewährt, das Modell der Kommunikationsfelder von Beginn an in die Grundausbildung zum Muskeltest einzubeziehen, um damit Differenzen zwischen verschiedenen Lehrmeinungen plausibel zu machen und sich eigener Fehlerquellen schneller bewusst zu werden.*

# Teil V

# Auswirkungen

# „Bewusstseinserweiterung" – ganz praktisch

## *Der rote Faden:*

*Wie der Muskeltest unseren Blick erweitert – im* Alltag, *im Rahmen eines neuen Verständnisses von* Heilkunde *und mit Blick auf* uns selbst

*

Man kann den Muskeltest nicht wachen Geistes anwenden, ohne im Laufe der Zeit das eigene Leben zu verändern – es sei denn, man ist mit der Erkenntnis der Welt „fertig". Bis dahin mag er unser Begleiter sein, um sich am Ende überflüssig zu machen, weil das Ziel der Erkenntnis erreicht ist. Wer in Verbindung mit den Muskeltesterfahrungen nicht immer wieder oder hin und wieder sein bisheriges Denken radikal infrage stellt, wer nie einmal an seinem Verstand zweifelt und wer diesen Test nie (etwa in einer krisenhaften Situation) verwünschen möchte, der könnte eine große Chance zur Entwicklung verpasst haben.

Wenn wir den Test nur dazu benutzen, unsere diagnostischen und therapeutischen Möglichkeiten zu erweitern, haben wir schon viel gewonnen. Viel mehr jedoch gewinnen wir möglicherweise, wenn wir uns das Ausmaß einer generellen „Bewusstseinserweiterung" vor Augen führen, zu der uns der Muskeltest führen kann. Allein indem wir uns erlauben, all die Fragen zunächst einmal offen zu lassen, zu denen dieses Instrument führt, eröffnet sich bereits geistiges Neuland.

Wieso spreche ich hier von „Bewusstseinserweiterung"? Ist das nicht irreführend? Das mag auf den ersten Blick so erscheinen. Aber ich habe mich sehr bewusst immer wieder neu in diesem Zusammenhang für diesen Begriff entschieden, der ja in unserem Sprachgebrauch eigentlich für rauschhafte, mystische Gefühle, für

Abdriften in andere Sphären oder psychedelische Trips steht. Daher lässt der Begriff sicherlich aufhorchen, wenn er in ungewohntem Zusammenhang auftaucht; ja, vielleicht provoziert er dadurch geradezu.

Aber wenn wir genau hinschauen, müssen wir meines Erachtens feststellen, dass „Bewusstseinserweiterung“, die Erweiterung unseres „Bewusst-werdens“, die bestmögliche Bezeichnung für alles das ist, was im Zusammenhang mit der Anwendung des Muskeltests geschehen kann. Denn das ist ja gerade das Sensationelle, dass dieser Test unseren Blick auf vertraute Dinge unseres Lebens *erweitert* und damit tatsächlich neue Pforten öffnet, neue „Ein-sichten“ und Erkenntnisse ermöglicht …

Denn dieses einfache Instrument bietet uns eine Kommunikationsform, die – unverstellt von oberflächlichen Ansichten – übersetzt, was die Körperintelligenz eines Menschen mitzuteilen hat, und zwar nicht orakelhaft, sondern sehr konkret und zu sehr konkreten Situationen! Jeder von uns hat einen solchen inneren Ratgeber, aber kaum jemand ist sich dessen bewusst – dabei könnte er unser Leben ordnen und verbessern …

## *Muskeltest für jedermann?*

Wenn man das Potenzial dieses inneren Ratgebers erkennt und in der ersten Euphorie darüber vielleicht meint, der Muskeltest sollte möglichst zum Allgemeingut für den Alltagsgebrauch werden, möchte ich die Begeisterung ein wenig dämpfen: Einerseits habe ich beobachtet, wie hilfreich es sein kann, wenn auch medizinische Laien den Test zurate ziehen, wenn es um die Verträglichkeit von Lebensmitteln oder Kosmetika oder um die Wahl einer Arznei aus der Hausapotheke geht. Andererseits habe ich aber ebenso erlebt, dass er Menschen verführt, die eigenen Kompetenzen zu überschreiten, nur weil sie dieses Instrument zur Verfügung haben. Das ging vom Befragen des Unterbewusstseins, ob die Freundin sich von ihrem Mann scheiden lassen sollte, bis zu eigenmächtigen medizinischen Verordnungen von Nichttherapeuten. Es liegt nicht am Test selbst, wenn Fragwürdiges zutage tritt, sondern an der Haltung und Intention, mit der er angewendet wird.

Dass jedes Instrument auch missbraucht werden kann, sollte nicht davon abhalten, den Muskeltest als einen wertvollen Zugang zu subtilen Informationen des Körpers weithin bekannt zu machen – am besten unter seriöser und kompetenter Anleitung. Verantwortungsbewusst eingesetzt, erweitert der Test zunächst den Blick auf die eigene Gesunderhaltung, lässt aber darüber hinaus auch allgemeingültige Schlüsse zu: Was der Muskeltest über Mikrowellengerichte, immunstärkende Joghurtdrinks oder Anti-Aging-Cremes, über Schutzamulette und „Energiespender" verschiedenster Art sagt, könnte zum genaueren Hinschauen veranlassen und dazu, solche Ergebnisse mit anderen abzugleichen und gegebenenfalls weitergehende Untersuchungen dazu zu veranlassen oder publik zu machen. Damit würde der Muskeltest, beginnend beim Individuum, zu einem ersten Wegweiser für grundlegende Einsichten. Und mit etwas Glück könnten entsprechende Belege dann zu einem generellen Umdenken führen – also tatsächlich Auswirkungen bis in unsere Umwelt haben.

## *Therapeuten als Lebenslehrer?*

Den entscheidenden Platz des Muskeltests sehe ich allerdings weniger im Privatgebrauch, sondern im therapeutischen Kontext. Sind wir Therapeuten uns des Schlüssels bewusst, den wir damit für ein weitreichendes Umdenken in der Hand halten? Sind wir uns überhaupt bewusst, wie stark wir das Denken der Menschen mit prägen?

Selbst wenn wir gar keine allgemeine Wirkung beabsichtigen, sondern uns auf diejenigen konzentrieren, die uns wegen Schmerzen, Übelkeit oder Hautausschlägen, wegen Rheuma, Krebs oder

Allergien aufsuchen, so zieht unser scheinbar begrenzter Einfluss doch zwangsläufig Kreise. Kein Politiker hat einen so tiefreichenden Zugang zu „seinem“ Wähler, kein Presseorgan erreicht den Menschen so hautnah wie sein Therapeut. Ihm vertraut er die Heilung seines Körpers oder seiner Seele an und er wird ihm menschlich und fachlich auch darüber hinaus vertrauen, wenn sein Rat oder Eingreifen erfolgreich war. Therapeuten haben Macht, weil Hilfe bei eigenem Leid und am eigenen Leib weit stärker überzeugt als Versprechen und Appelle.

Ob wir als Therapeuten in dieser Vertrauensstellung eine Medizin der pharmakologischen Machbarkeit propagieren, Nahrungsergänzungspräparate als Allheilmittel anpreisen oder per Muskeltest nach individuellen Krankheitsursachen suchen – wir entscheiden und vermitteln durch unser Handeln eine *Sichtweise* – eine bestimmte Sicht auf die Medizin, auf den menschlichen Körper, auf das Leben überhaupt. In *dem* Rahmen, für den wir uns entschieden haben, sehe ich uns in der *Pflicht*, die Patienten transparent daran teilhaben zu lassen und ihnen individuell ein Verständnis für Krankheitshintergründe zu ermöglichen.

Noch jenseits der Frage, ob Naturheilkunde nun „besser“ sei als die konventionelle Medizin, muss grundsätzlich und kompromisslos darüber aufgeklärt werden, dass wir den menschlichen Organismus nicht immer wieder von außen „reparieren“ können, während ihm fortlaufend neuer Schaden zugefügt wird. So wird ASS den Kopfschmerz nicht *auf Dauer* lindern, der durch Elektrosmog oder emotionalen Stress entsteht, Cortison wird die Neurodermitis nicht *heilen*, die durch Schwermetallbelastung und Milchunverträglichkeit verursacht wird, und demjenigen, der seinen Daumen *immer wieder* unter den Hammer hält, ist weder mit Schmerztabletten noch mit Arnika oder kühlen Umschlägen letztlich zu helfen. Ohne Bewusstmachung und eigenen Beitrag wird es also kaum gehen. Unser therapeutisches Verständnis von Heilung geben wir notwendigerweise an die Patienten weiter und vervielfachen damit unsere eigene Sicht von Gesundheit und Krankheit, weit über unseren unmittelbaren Wirkungskreis hinaus.

Zur Bevorzugung des Muskeltests im Zusammenhang mit der Suche nach Krankheitsursachen sei noch gesagt: Ich möchte weder auf bestimmte Fähigkeiten der Schulmedizin verzichten, noch die klassische Naturheilkunde missen, die uns mit vielen gut verträglichen Hilfsmitteln bei allen möglichen Unpässlichkeiten versorgt sowie Heilungsprozesse beschleunigt und unterstützt. Doch sowohl die traditionellen Richtungen der Naturheilkunde wie auch die fernöstliche Erfahrungsheilkunde können schon aufgrund dessen, dass sie deutlich älter sind als die heutigen krank machenden Einflüsse, diese nicht angemessen (im Sinne des Bewusstmachens) berücksichtigen. Sie beziehen die vielfältigen neuzeitlichen Einflüsse, die vom Menschen zum Beispiel in Form von Umwelt- und Innenweltzerstörung gesät wurden und aus denen oft Krankheit geerntet wird, nicht oder nur in geringem Umfang mit ein.

Meiner Ansicht nach ist es heute aber nicht mehr gleichgültig, *womit* wir heilen (dem Patienten vielleicht zunächst schon), sondern wir müssen auf lange Sicht individuelle und globale Krankmacher erkennen und möglichst eliminieren. Die TCM kannte kein *Fast Food*, Hahnemann keinen Mobilfunk, Kneipp keine PCP-Vergiftungen und Ayurveda keine Impfschäden. So wichtig ihre Heilmethoden zur Unterstützung sind, so müssen sie dringend durch Ursachenforschung ergänzt werden.

## Ein Traum: Das Ende der symptomorientierten Medizin

Eines Morgens wachen alle Mediziner gleichzeitig mit der Entscheidung auf, in einen lückenlosen „Symptombekämpfungsstreik" zu treten (von Notfällen und Palliativmedizin abgesehen). Weil sich alle einig sind, gibt es keine Konkurrenzangebote als Hintertürchen für Patienten, die den *bequemeren* (alten) Weg gehen wollen …

*

Stellen Sie sich vor, alle Ärzte und andere Therapeuten würden sich kategorisch *weigern*, chronische und stets wiederkehrende Erkrankungen zu behandeln, *ohne* die Ursachen und Auslöser mit zu berücksichtigen – dann würde das etablierte Gesundheitssystem umgehend zusammenbrechen – vielleicht, um nach einer Weile als Phönix aus der Asche gesund aufzuerstehen.

Doch selbst wenn beispielsweise Ärzte zu einem solchen Gesinnungswandel motiviert wären, fehlte es ihnen an Zeit und an Information – ganz abgesehen davon, dass ihre Vergütung für zeitintensive Patientenbegleitung so lächerlich gering ist, dass sie die Insolvenz riskieren würden, sobald sie sich an grundlegende Aufklärungsarbeit machten. Wenn aber schon kaum Zeit bleibt, die allseits *bekannten* Zivilisationssünden in der Praxis zur Sprache zu bringen, wie sollen Ärzte sich neben den ausufernden bürokratischen Vorgaben und neben Pflichtfortbildungen auch noch über alle potenziellen „Krankheitserreger“ unserer heutigen Welt informieren? Im Studium kamen und kommen sie nicht vor, sie sind noch neu, unerforscht und überdies umstritten. Kurz gesagt, die Medizin kennt solche Ursachen eigentlich gar nicht, und wenn sie sie kennt, berücksichtigt sie sie nicht.

Deshalb hätten wir als konventionelle Mediziner recht wenig anzubieten, selbst wenn wir uns dafür entscheiden würden, Symptome als Signal einer tieferen Störung zu betrachten und dieser auf den Grund zu gehen. Sollten unsere Patienten nämlich fragen, was wir ihnen hinsichtlich einer gesunden Lebensweise empfehlen könnten, müssten wir die Antwort schuldig bleiben. Denn woher sollen wir angesichts der Komplexität von persönlichen Lebensbedingungen und unzähligen umweltbedingten Faktoren wissen, welche Einflüsse für ihre Beschwerden relevant verantwortlich sein könnten?

Zwar gab es zu allen Zeiten der Menschheitsentwicklung „Ungesundes“, aber noch nie zuvor in so unüberschaubarer und unvermeidbarer Fülle wie heute. Wann werden wir absehen können, wie sich jetzt oder in naher oder ferner Zukunft die denaturierte Nahrung, die Millionen chemischer Substanzen und deren Abbauprodukte aus Industrie, Landwirtschaft und Medizin auf unser Leben auswirken, ebenso wie die zahllosen Einflüsse aus Technik, Energiegewinnung und Verkehr?

Versuchsreihen an Tieren lassen sich nicht unmittelbar auf den Menschen übertragen, schon deshalb, weil ein Mensch deutlich länger lebt (und damit mehr Schädigungen ansammeln kann) als eine Laborratte, ganz abgesehen davon, dass Experimente in den seltensten Fällen die Synergie oder Potenzierung *mehrerer* Faktoren einbeziehen. Beobachtungen am Menschen selbst müssten *unter kontrollierten Bedingungen* über Generationen hinweg all die eben genannten Einflüsse separat verfolgen und in ihrer Wechselwirkung erfassen – während sie gleichzeitig von tausenderlei Neuentwicklungen überholt werden.

Es ist schlichtweg unmöglich, mit Grundlagenforschung sicher nachzuvollziehen, ob ein bestimmter Mensch durch Umwelttoxine, durch Impfungen, durch falsche Ernährung, durch Elektrosmog, durch Genussgifte, durch psychosozialen Stress, durch Fluglärm, durch Hormone im Trinkwasser *oder* durch die Kombination von zwei oder mehr dieser Faktoren krank geworden ist. Denn selbst entsprechende Laborparameter zeigen zwar Belastungen an, können aber nicht *nachweisen*, ob dies auch die *Ursache* einer Krankheit ist. Schon diese kleine Auswahl ist weder experimentell noch empirisch zu überschauen, Tausende weiterer Einflüsse kommen hinzu.

Wo sollen wir also ansetzen, wenn wir einen Patienten zu gesunder Lebensführung auffordern? Es gibt unzählige wissenschaftliche, pseudowissenschaftliche und „alternative“ Hypothesen und Vermutungen zu den Ursachen von Krankheiten – welchen wollen oder sollen wir in unserer Beratung folgen? –Die kluge Lösung: Lassen wir den Muskeltest sprechen!

## Ein realistischerer Traum: Der Muskeltest als Wegweiser zu den Krankheitsursachen

Träumen wir also einen *neuen* Traum: Eines Morgens wachen alle Therapeuten auf und haben neben ihrem sonstigen Repertoire ein Instrument zur Verfügung, das ihnen und den Patienten zeigt, was ganz individuell deren Gesundheit stört und für ihre Beschwerden oder Krankheiten verantwortlich ist. Ein Instrument, das die unüberschaubare Zahl potenzieller Krankmacher individuell filtert, sodass jeder Patient mit einfachen Mitteln zur optimalen individuellen Therapie geführt wird, die die Schädigung – soweit möglich – *ursächlich* und damit nachhaltig behebt …

*

Dass schon morgen alle Therapeuten diesen Traum teilen, ist utopisch und zudem einseitig. Dennoch wird dieser Traum schon von immer mehr Therapeuten verwirklicht, die inzwischen zahlreiche komplementäre Untersuchungsmethoden entwickelt haben oder anwenden, um Krankheiten auf ihren Ursprung zurückzuführen. Manche davon konzentrieren sich auf Teilaspekte wie die komplementärmedizinische Toxikologie oder die Störfeldsuche, andere beziehen ganzheitlich die unterschiedlichen Einflussqualitäten ein, indem sie nach Ursachen aus der Struktur, der Biochemie, der Physik und der Psyche differenzieren (wie einige Richtungen der Kinesiologie).

Auf den unermesslichen Informationsschatz solcher ursachenorientierten Untersuchungen können wir einfach nicht verzichten, wenn wir mehr verstehen und wenn wir effektiver zur Heilung beitragen wollen. Mit anderen Worten: Wir *brauchen* den Muskeltest!

Mein Plädoyer für den Muskeltest möchte ich noch mit weiteren Argumenten bekräftigen: Er untersucht nicht nur ganzheitlich, sondern in der bewusstseinsgesteuerten Interaktion zwischen Therapeut und Patient kann er zugleich eine individuelle *Wertigkeit* berücksichtigen. Der Test ergreift den Faden, an dem entlang dem Kranken am besten zu helfen ist, er sucht sozusagen den Ansatz, von dem aus die größte Wirkung mit den einfachsten Mitteln erreicht wird.

Dementsprechend bleiben die *Konsequenzen* einer Muskeltestdiagnostik meist überschaubar, was dem Patienten die Mitarbeit erleichtert und den Therapieaufwand (einschließlich der Kosten) in Grenzen hält. Da der Patient außerdem die Zusammenhänge anhand seiner eigenen Muskelreaktion erkennen und verfolgen kann, kann er auch die notwendigen Konsequenzen (wie etwa eine Zahnsanierung) besser akzeptieren. In keiner anderen Methode liegt daher eine solche Überzeugungskraft wie im Muskeltest.

Indem durch erste Therapieerfolge das Vertrauen in die Methode und in den Therapeuten wächst, wird der Patient immer vertrauter mit diesem inneren Ratgeber, er versteht zunehmend, wie seine Lebensbedingungen auf seine Gesundheit einwirken. So lässt er sich durch positive Selbsterfahrung ganz nebenbei über ein gesünderes Leben „belehren".

Vielleicht wirken Einsichten aus einer solchen Erfahrung auch auf seine Familie und sein soziales Umfeld ein. Ganz unprätentiös und ohne Indoktrination führt der Therapeut ihn auf diese Weise zu einem neuen Verständnis gesunden Lebens, gewinnt ihn sozusagen für die Arbeit an und mit sich selbst. Solche „Gesundheitserziehung" ohne erhobenen Zeigefinger bietet sozusagen durch die Hintertür neue Blickwinkel an, öffnet das Weltbild und die Wahrnehmung über das bisher Bekannte hinaus und schenkt dem Patienten mehr Wahlmöglichkeiten.

Damit werden Therapeut sozusagen „Geburtshelfer zur Bewusstseinserweiterung". Rechnen wir diese Funktion auf immer mehr Therapeuten hoch und berücksichtigen die Kreise, die jeder Patient in seinem Umfeld zieht, dann haben Therapeuten tatsächlich das Potenzial, – etwas pathetisch ausgedrückt – „Botschafter eines neuen Bewusstseins" zu werden.

## *Therapeuten als Lernende*

Wir Therapeuten lernen dabei mindestens ebenso viel wie unsere Patienten. Indem wir die Summe unserer Muskeltestuntersuchungen betrachten, können wir gewisse allgemeine Rückschlüsse ziehen, unser Verständnis *davon* erweitern, *was alles* heutzutage potenziell krank macht, und dieses Wissen präventiv einsetzen.

Ebenso können wir unsere gesammelten Erfahrungen mit anderen Therapeuten teilen, um zu vergleichen, Unterschiede und Übereinstimmungen zu finden, zu diskutieren, Hypothesen aufzustellen, weiter zu forschen. Schließlich wollen gerade neue Erkenntnisse oder Vermutungen besonders gewissenhaft hinterfragt und kritisch durchleuchtet werden. Drei Fälle von Amalgambelastungen bei Neurodermitis beispielsweise sind noch kein „Beweis" und reichen kaum aus für eine Hypothese; aber sie sensibilisieren uns dafür, auf solche Zusammenhänge zu achten.

Es gibt noch eine Menge zu erforschen und ich hoffe, dass wir die Einwirkungen unserer modernen Krankmacher *schneller* erkennen (und beherzigen), als sie uns mit nicht mehr zu beherrschenden überrollen. Wie bereits erwähnt: Konventionelle Versuchsreihen hierzu würden sehr lange dauern und angesichts der explosionsartig ansteigenden Neuerungen kann man noch nicht einmal entscheiden, wo die Forschung *am dringlichsten* oder effektivsten wäre.

Wenn wir uns aber auf Untersuchungen, die Krankheitszusammenhänge direkt aus dem betroffenen Körpersystem nachvollziehen (wie es der Muskeltest tut), dank stimmiger Erfahrungen immer mehr verlassen können, dann haben wir wenigstens für jeden einzelnen betroffenen Menschen einen Handlungsansatz und darüber hinaus eine Handvoll Hypothesen; den notwendigen Forschungen läuft dann nicht mehr so schnell die Zeit davon.

*

### *In Kürze für Eilige:*

*Das Motto „Muskeltest für jedermann" dürfte sich von selbst erübrigen, da im Alltag nur wenige Menschen zu durchgreifenden Veränderungen bereit wären.*

*Therapeuten aber halten den Schlüssel für ein medizinisches Umdenken in der Hand; sie können ein neues Bewusstsein für krank machende Einflüsse schaffen, individuell und im Gesundheitswesen generell.*

# „Bewusstseinserweiterung“ jenseits des Muskeltests

## *Der rote Faden:*

*Wohin es führt und welche neuen Fragen sich auftun, wenn wir die Möglichkeit mentaler Kommunikation ernst nehmen und dabei über den Muskeltest hinausschauen*

*

Der erste Schritt zu einem „erweiterten Bewusstsein“ betrifft für die meisten Anwender des kinesiologischen Tests üblicherweise Erkenntnisse *aus den Testresultaten*, von hilfreichen Hinweisen für den Alltag bis hin zu der oben angesprochenen alternativen Krankheitsforschung beispielsweise. Das allein ist schon revolutionär und erfordert ein Umdenken, zumindest für unsere heutige Medizinwissenschaft.

Mindestens ebenso bemerkenswert sind aber Thesen, zu denen wir *durch die Funktionsweise des Muskeltests* als solchen geführt werden. Der Muskeltest ist ein scheinbar harmloser Einstieg in Fragen, die für die meisten von uns ihre Gedankenwelt eigentlich auf den Kopf stellen müssten. Denn beim Muskeltest geschehen Dinge, die (für mich zumindest) weitaus aufregender sind als die Frage, ob Nahrungsergänzungsmittel notwendig sind, ob Impfungen das Immunsystem stören oder ob Handys Herzrhythmusstörungen auslösen können.

Es überrascht mich immer wieder, dass diejenigen, die den Muskeltest gelernt haben und anwenden, oft wie selbstverständlich mit ihm umgehen. Diejenigen, die ihn ganz mechanistisch-neurophysiologisch betrachten, haben es insofern „leicht“, als ihnen viele Fragen erspart bleiben. Sie arbeiten effektiv und erfolgreich mit dem Instrument, ohne nebenher noch Quantenphysik oder Philosophie zu „studieren“.

Aber in dem Moment, da jemand feststellt, dass da *Geist* ins Spiel kommt, dürfte es geradezu unmöglich werden, weiterhin nur *schematisch* mit dem Muskeltest zu arbeiten. Und das müsste eigentlich bei jedem Anwender der Fall sein, der sich *bewusst* ist, dass wir – ohne *äußere* Einflussnahme – die Muskelreaktion des anderen durch Erwartungen verändern können. An diesem Punkt beginnen für mich staunende Fragen. Was es für die *Anwendung* von Muskeltest und Kinesiologie bedeutet, sich der Macht des *Geistes* bei dieser Arbeit bewusst zu werden, haben wir schon ausgiebig betrachtet, angefangen von unserer Steuerungsfunktion innerhalb einer Testsitzung bis in das Verständnis der Prinzipien hinein, die uns unabhängiger machen von Regelwerken, sodass wir Irritationen lösen, Fehler effizienter beheben und Methodik kreativ mitgestalten können.

Doch es tun sich auch Fragen auf, die über den Muskeltest und seine Funktionen hinausgehen:

- Der Muskeltest belegt, dass „mental über materiell siegt". Allein die Beobachtung, dass mentale Vorgaben die substanzielle Wirkung dominieren, öffnet Fragen in die Richtung, inwieweit wir grundsätzlich per Gedankenkraft in die Materie hineinwirken. Wenn es „energetische" Wechselwirkungen zwischen Mensch und Substanz gibt, ohne dass diese sich über chemische Reaktionen mitteilen, wenn diese Interaktionen wiederum gedanklich außer Kraft gesetzt werden können – was sagt uns das generell über die Beziehung zwischen Geist und Materie?
- Ebenso belegt der Muskeltest, dass wir telepathisch kommunizieren. Das lässt sich unmittelbar physiologisch am Gegenüber ablesen. Ich nehme an, dass in unserem Gehirn nicht erst durch das Armdrücken ein Schalter auf „Gedankenübertragung" umgelegt wird, sondern dass solche Interaktionen *ständig* stattfinden und der Muskeltest sie nur *sichtbar und fühlbar* macht. Was aber bedeutet das für unser alltägliches Miteinander?

- Wir haben offenbar Kontakt zum universellen Informationspool des kollektiven Unbewussten; dennoch scheint zugleich „etwas“ den beliebigen freien Zugang zu beschränken. Was hat es mit dieser Instanz auf sich, in welcher Beziehung stehen wir zu ihr?

Bei diesen Fragen wird der Muskeltest zu einem Angelpunkt, der – weil er unbestreitbar funktioniert – auf Dimensionen weit jenseits der Kinesiologie verweist. Daher möchte ich mich an dieser Stelle einmal vom Thema Muskeltest lösen – für ein paar weiterführende Gedanken.

## *Geist trifft Materie*

Dass Geist die Grundlage allen Seins (auch des materiellen) ist, das ist weder neu noch meine eigene Erkenntnis. Obwohl jedoch große Weisheitslehrer aller Kulturen davon sprechen und ich auch die Schöpfung unserer wunderbaren Welt so verstehe, hat mir lange Zeit die konkrete Verbindung gefehlt: Was könnte dieser Gedanke mit meinem *Alltag* zu tun haben?

Sicher gab es da schon den einen oder anderen erhellenden Augenblick, in dem eine Ahnung aufschien, inwiefern ich durch mein Denken die Wirklichkeit mit kreiere. Aber obwohl ich viel darüber gelesen und gehört habe, dass die mir so fest erscheinende Materie grundsätzlich gar nicht fest ist, sondern „nur“ aus Schwingungen besteht und dass auch mein Geist Schwingungen produziert und „höher schwingt“ als die Materie, gelingt es mir weder mit Bemühung noch mit Loslassen, rein mental beispielsweise aus meinem Schreibtisch ein Sofakissen zu machen. Und ich bin ganz froh darüber, dass sich die Wirkkraft von Gedanken und Wünschen nicht einfach eins zu eins umsetzt. Die Folgen wären ja nicht auszudenken (– falls man etwa mal jemanden auf den Mond wünscht …).

Immerhin gibt es Menschen, die kraft des Geistes die für uns unumstößlich erscheinenden Gesetze der Materie durchbrechen.

Im wahrsten Sinn des Wortes tun dies beispielsweise Shaolin-Mönche, die bei ihren Auftritten Betonplatten auf ihren Köpfen zerbersten lassen. Für mich selbst – und vermutlich für die meisten von uns – liegen solche geistigen Fähigkeiten fern jeden Vorstellungsvermögens, sie sind bemerkenswert, aber weitab vom täglichen Leben.

Das Instrument Muskeltest jedoch, das mir *praktisch* nahe ist, schenkt mir einen ersten Zugang dazu, auch in meinem realen Alltag die Gesetze eines solchen Zusammenwirkens zu erkunden. Indem wir unser Augenmerk nicht nur auf die Testergebnisse als solche konzentrieren, sondern wertungsfrei wahrnehmen, wie das Bewusstsein beim Muskeltest in welcher Weise „mit-wirkt", können wir uns diesen Prinzipien vielleicht ganz pragmatisch forschend annähern. Damit zertrümmern wir noch längst keine Betonplatten und „machen" aus der Substanz, die wir testen, mit Gedankenkraft auch noch keine *andere* Substanz. Schließlich bewegen wir uns beim Muskeltesten ausschließlich auf der Informationsebene. Und doch mag sich auf zugleich alltägliche wie dennoch spektakuläre Weise die Tür zu einem neuen Bewusstsein öffnen, das dann auch zunehmend in die Realität hineinwirkt.

## *Geist trifft Geist*

Denn an anderer Stelle stellt sich die Frage schon längst, ob wir nicht dank unseres Bewusstseinsfeldes weit über unsere eigene Person hinaus wirken, nämlich insbesondere von Mensch zu Mensch.

Wenn ich davon ausgehe, dass beim Muskeltest mein Gedankenfeld mit dem Gedankenfeld meines Gegenübers interagiert, dann wird sich das nicht auf die Zeit des Muskeltestens beschränken oder daran gebunden sein. (Ob ich dafür dieser Person auch wirklich *nahe* sein muss oder ob dieses Feld dimensionslos ist, das ist eine Grundsatzfrage, die aber an dieser Stelle nicht entscheidend ist.)

Wenn wir also in unseren Gedankenfeldern miteinander vernetzt sind – sei es lockerer oder enger –, dann stellt sich die Therapeut-Patient-Beziehung in einem anderen Licht dar. Denn auch hier kann der Einfluss nicht an die Anwendung des Muskeltests gebunden sein. Das bedeutet, dass diese Bewusstseinsfelder davon unabhängig *ständig* aktiv sind. Die Hypothese, die sich daraus geradezu zwangsläufig ergibt, wäre die, dass ein Therapeut ein mehr oder weniger heilungsförderndes Feld aufbauen kann.

Ich spreche hier nicht von Suggestion. Suggestion hieße, einem Patienten etwa von bisherigen Erfolgen einer Therapie vorzuschwärmen oder ihm von sensationellen Studien zu berichten, ihn damit also bewusst, ja, manipulativ zu beeindrucken. Auch das Anbieten besonders *teurer* Behandlungsformen mag suggestiv wirken: Was so viel kostet, dass nur Privilegierte es sich leisten können, das muss ja gut sein …

Ich spreche auch nicht von einer Placebowirkung, die oft als reine Einbildung (= Autosuggestion) verstanden wird: Babys und Tiere können sich die Wirkung einer Maßnahme nicht einbilden, unterliegen nach meiner Information aber ebenso den Placeboeffekt.

Aber wäre der Placeboeffekt nicht wert, ihn grundlegender zu erforschen, anstatt ihn nur als Störfaktor eliminieren zu wollen? Wäre nicht zu fragen, was da überhaupt geschieht? Könnte es nicht sein, dass die Placebowirkung etwas mit den Einflüssen innerhalb der Kommunikationsfelder zu tun hat?

Auch da bin ich nicht die Erste und die Einzige, die in diese Richtung denkt, aber sehr verbreitet ist diese Vermutung bislang noch nicht. Umso mehr habe ich mich gefreut, bei dem Biophotonenforscher Fritz-Albert Popp Bestätigung zu finden. In der Zeitschrift *Comed* (1/2006) stellte er seine Omni-Placebo-Theorie dar, die besagt, *dass jeglicher therapeutische Erfolg im Wesentlichen auf Placebowirkung beruhe.* Er meint, wenn wir dem Heilungspotenzial, das jeder Kranke in sich trägt, aus unseren Fähigkeiten heraus an der richtigen Stelle die richtigen Impulse gäben, bringe die Resonanz in der Patient-Therapeut-Beziehung etwas „ins Schwingen", mit dem die Heilung angeregt werde.

Diese Hypothese finde ich auch untermauert in manchen Forschungsansätzen der Homöopathie, selbst wenn solche Schlussfolgerungen nicht direkt angesprochen werden:

Anfang 2007 strahlte der Fernsehsender *Arte* einen Film über homöopathische Studien und Experimente aus („Homöopathie – der Test"). Kurz und knapp auf den Punkt gebracht zeigte ein Laborergebnis, dass homöopathisch aufbereitete Mittel auch dann noch eine Reaktion im isolierten Zellgewebe bewirkten, wenn keinerlei materielle Substanz mehr in der Probe vorhanden sein konnte. Die Ergebnisse waren signifikant und sprachen damit zweifelsfrei für eine objektive Wirkung homöopathischer Essenzen. Und solchen isolierten Zellen kann man nun einmal keine „Einbildung" unterstellen.

Dieser Versuch, der von der Wissenschaftlerin Madeleine Ennis mit dem Ziel durchgeführt wurde, die Homöopathie zu *widerlegen*, wurde dann unter wissenschaftlichen Doppelblindkriterien wiederholt, das heißt, niemand wusste, was in welcher Probe enthalten oder nicht enthalten war. Das Ergebnis war aus unserer Sicht zunächst enttäuschend: In diesem Fall lagen die Treffer nur noch im Zufallsbereich.

Damit schien die „objektive" Wirkung der Homöopathie widerlegt. Rätselhaft blieb aber auch den Kommentatoren des Films, dass Homöopathie selbst dann hilft, wenn sie Patienten ohne deren Wissen verabreicht wird, und ebenso, dass sie zunächst im Labortest „bestanden" hatte; nur unter den klassischen Doppelblindbedingungen ließ sie sich nicht bestätigen. Viele erfahrene Homöopathen kennen dieses Phänomen und bedauern, dass ihre eigenen Versuche, die Wirkung der Homöopathie „doppelblind" zu beweisen, immer wieder scheitern.

Spannend wäre die Frage, die allerdings weder in dem Film aufgeworfen wurde, noch mir bislang von Homöopathen bekannt ist:

*wie das Wissen des behandelnden Homöopathen die Wirkung beim Patienten beeinflusst.* Könnte es nicht sein, dass er allein durch sein Eingehen auf den Patienten, durch die ausgiebige Anamnese und das Repertorisieren und überhaupt durch seine intensive Beschäftigung mit dem Patienten im Bewusstseinsfeld eine Kraft aktiviert, die der Wirkung des Mittels entspricht? Dass er also den von Popp angesprochenen spezifischen Heilungsimpuls setzt?

Was geschähe dagegen, wenn jemand ohne Wissen und ohne Absicht, also versehentlich homöopathische Globuli einnähme, etwa in der Meinung, das seien Pfefferminzkügelchen? Könnte es sein, dass das eigentliche Mittel dann gar nicht wirkte?

Was geschähe, wenn der Homöopath gewissenhaft ein Mittel bestimmte, versehentlich aber ein *anderes* verabreichte?

Beides lässt sich nicht experimentell und selten empirisch verfolgen, wäre aber ein Beitrag zum Verständnis der Homöopathie und darüber hinaus ein Beitrag zum Verständnis des Placeboeffekts.

Wenn sich die These bewahrheitet, dass Wissen und Absicht des Homöopathen am Ende mehr bewirken als die verabreichte Substanz, dann fände das seine Entsprechung in der Erfahrung, dass sich beim Muskeltesten das Bewusstsein des Testenden stärker durchsetzt als die Materie. Wir würden uns also aus zwei unterschiedlichen Richtungen – Homöopathie und Kinesiologie – bei derselben Schlussfolgerung treffen. Diese Schlussfolgerung lautet:

> Es scheint nicht in erster Linie auf das Mittel anzukommen, das *verabreicht* wird, sondern auf das Wissen, die Haltung und die Absicht des Therapeuten.

Daraus ergibt sich für mich die Frage: Da „Mittel“ und „Methode“ sehr nahe beieinanderliegen, könnte sich dann nicht ebenso die unermüdliche Jagd nach *der* idealen Behandlungsmethode als weitgehend überflüssig herausstellen?

Welche Freiheit eröffnet sich mit der Erkenntnis, in der Methodenvielfalt eher bereichernde *Möglichkeiten* zu sehen, als sich von *einem* speziellen Wundermittel die Lösung oder Heilung zu erhoffen!

Auch da sage ich nichts Neues. In der unüberschaubaren Expansion neuer schulmedizinischer Verfahren, aber auch in der Fülle alternativmedizinischer Angebote ist wohl ein wenig aus dem Blick geraten, was uns schon Hippokrates mit auf den Weg gegeben hat:

- Die erste Arznei ist der Therapeut,
- die zweite Arznei ist das gesprochene Wort,
- die dritte Arznei ist das verabreichte Mittel.

Und ich bin mir sicher, dass er das nicht nur in Ermangelung moderner Medizintechnik so gesagt hat …

Wir haben also das Potenzial zum besten „Heilmittel" längst in uns, nämlich wirklich und wirkungsvoll gute Therapeuten zu werden. Und das geschieht sicher nicht, indem wir uns auf die Methoden verlassen, sondern indem uns bewusst wird, welche Kraft *uns selbst* zum besseren Therapieinstrument werden lässt. Ob wir effiziente kinesiologische oder nichtkinesiologische, schulmedizinische oder alternativmedizinische Therapeuten werden, das liegt dann weniger am Einhalten irgendwelcher Regeln, sondern mehr an den zugrunde liegenden Prinzipien, denen wir folgen. Dann entscheidet nicht in erster Linie, *was* wir machen, sondern *wie* wir es machen.

Nicht nur die Erfahrungen mit dem Muskeltest, sondern auch viele weitere therapeutische Phänomene – von der „Droge Arzt" bis zum geistigen Heilen – sprechen *für* die Wirkungen innerhalb von Bewusstseinsfeldern. Sie sind eher *be*legbar als *wider*legbar und bei aufmerksamer Beobachtung können wir sie nicht nur in der Therapeut-Patient-Beziehung wiederfinden, sondern in vielerlei weiteren menschlichen Interaktionen.

Wenn wir uns aber dieser Kräfte bewusst sind, können wir sie fördern, indem wir uns mit ihnen auseinandersetzen. Die Qualitäten, die starke Wirkungen in das Kommunikationsfeld hineintragen, gelten schließlich nicht nur für die Ergebnisse beim Muskeltest, der ja nur ein Anzeiger innerhalb dieser Felder ist.

Welche dieser Qualitäten demnach nicht nur für die Kinesiologie, sondern für therapeutisches Arbeiten generell förderlich sind, haben wir aus anderem Anlass und an anderer Stelle in diesem Buch angesprochen. Es scheint sich also in jeglicher Hinsicht zu lohnen, das „Instrument Therapeut“ zu schulen, zu optimieren und zu pflegen.

*

***In Kürze für Eilige:***

*Die Prinzipien des Muskeltestens führen zu der Frage, inwieweit das Bewusstseinsfeld des Therapeuten möglicherweise höherrangig als jede Arznei und jegliche Methode wirkt.*

*

## *Wer oder was leitet uns?*

Der *letzte* Blick auf die Erfahrung der „Bewusstseinserweiterung“ und ihre Kristallisationspunkte führt uns über die Interaktionen in den Kommunikationsfeldern zwischen Mensch und Materie oder zwischen Mensch und Mensch hinaus. Schon die Beobachtung, dass sich beim Muskeltest immer wieder Ergebnisse auftun, deren Herkunft wir nicht unserem eigenen Un(ter)bewussten oder dem des Patienten zuschreiben können, wirft die Frage auf, in welchen größeren Zusammenhang wir im Leben und damit auch beim Testen eingebunden sind. Nicht nur ich, sondern auch viele andere Anwender des Muskeltests haben die Erfahrung gemacht, in gewisser Weise „geführt“ zu werden, sowohl zu dem einen oder anderen ungewöhnlichen Ergebnis, aber auch allgemein in den eigenen oder therapeutischen Entwicklungsprozessen.

Wenn man es also genau nimmt, veranlasst uns ein Instrument wie der Muskeltest zu Fragen, die weit über das persönliche Wohlergehen oder auch über aus dem Test abzuleitende allgemeine Folgerungen zu Krankheitsentstehung, Gesundheit und Heilungswegen hinausreichen. Wer tiefer denkt, stößt fast zwangsläufig auf Fragen des Weltbildes und damit auf spirituelle Themen. Diese gehören sicher nicht zu unserer Betrachtung über Grundlagen und Wirkungsweise des Muskeltests, können aber durchaus unseren Umgang damit beeinflussen.

Wenn wir diesem vielversprechenden Instrument Muskeltest zu mehr Anerkennung und Einsatz in der Heilkunde verhelfen wollen, sollte uns dringend daran gelegen sein, die Kinesiologie aus den Wolken der Geheimwissenschaften herauszuholen und auf ein solides Fundament zu stellen. Denn wir *brauchen* Untersuchungsinstrumente wie den Muskeltest, um im ganz realen Alltag und besonders im Bereich Gesundheit und Heilung bislang unbekannte Zusammenhänge aufzudecken. Bei der Tragweite, die ich im Potenzial des Muskeltests verborgen sehe, ist es notwendig, dass er verlässlich, verständlich und der Umgang damit seriös sein muss. Ich möchte hoffen, dass ich mit diesem Buch verdeutlichen konnte, welche Verantwortung wir in der Anwendung dieses wirkmächtigen Instruments tragen.

# Blick zurück – und nach vorn

Am Ende dieses Buches blicken wir noch einmal kurz zum Anfang zurück, auf den Umgang mit der Kinesiologie und dem Muskeltest. Ausgangspunkt waren Irritationen, die mir meine Freude am Muskeltest verleideten. Allein indem mir bewusst wurde, inwieweit beim Testen der menschliche Geist innerhalb der Kommunikationsfelder mitwirkt, ordnete sich alles in ein stimmiges Bild. Ich hoffe, nachvollziehbar aufgezeigt zu haben, auf welche Weise wir als Therapeuten „die Fäden ziehen". In diesem Sinne fügen sich viele der losen Fäden unserer Betrachtung am Ende zusammen. Entsprechend kann jeder von uns, wenn er das wünscht, praktisch dazu beitragen, der Arbeit mit dem Muskeltest mehr Ansehen zu verschaffen.

Wenn wir den Muskeltest tatsächlich, wie ich es eingangs einmal formuliert habe, als „Geschenk des Himmels" betrachten, dann sollte dieses Geschenk sorgfältig gepflegt werden. Das beginnt damit, dass wir uns darüber klar werden, was diesem Instrument schaden kann – dazu hat dieses Buch hoffentlich einen Beitrag geleistet. Zum Abschluss möchte ich daraus eine Art „kinesiologischen Knigge" ableiten.

## *Kinesiologischer Knigge*

Auf die „rote Liste" der Unmöglichkeiten sollten wir die folgenden inakzeptablen Anwendungen verbannen:

- Heilungsversprechen abgeben
- Zukunftsvoraussagen machen
- Verkaufsabsichten durchsetzen
- Absolutheitsanspruch der Testergebnisse vertreten
- Test statt Wissen propagieren
- nonverbale Dialoge oder Selbstgespräche am Patientenarm führen

- Budenzauber auf Partys veranstalten
- realitätsfern im „kosmischen Internet“ surfen
- ohne echtes Anliegen testen
- per Muskeltest Schuld zuweisen
- den Test testen …

*

Konstruktiv ausgedrückt: Wir wollen …

- Kinesiologie und den Muskeltest dort anbieten, wo es angemessen, sinnvoll, notwendig oder gefragt ist,
- die Anwendung des Tests transparent machen – privat, als Therapeut und ganz besonders in der Öffentlichkeitsarbeit und in Ausbildungen,
- den Muskeltest einbetten in Kommunikation und ihn als Teil einer solchen behandeln,
- uns bewusst machen, welche Testuntersuchungen sinnvoll sind und welche nicht,
- wo immer es möglich ist, die Resultate auf anderen Wegen nachvollziehen und auf Stimmigkeit prüfen,
- kritische Fragen nicht abwiegeln, Widersprüche nicht leugnen, sondern anerkennen, dass noch einige Phänomene ungeklärt sind.

*

Zum tieferen Verständnis des Muskeltests, seiner Phänomene und mancher Ergebnisse brauchen wir Austausch und ehrliche Auseinandersetzung auch mit kritischen Stimmen und unbequemen Fragen. Wenn wir so manches, was bisher noch unerklärlich bleibt, nicht verstecken, haben wir die Chance, Wissenslücken zunehmend zu füllen und den zugrunde liegenden Prinzipien immer mehr auf die Spur zu kommen.

Welche Schlüsse Sie aus den Anregungen dieses Buches ziehen, das bleibt natürlich Ihnen überlassen. Meine Empfehlung:

- Wenn Sie sich mit seinen Hypothesen und Ideen auseinandersetzen möchten, wenn Sie sie prüfen und mehr erfahren wollen, dann nehmen Sie sich ausreichend Zeit, vorbehaltlos zu *beobachten!*
- Widmen Sie sich besonders aufmerksam der Wahrnehmung Ihrer eigenen Überzeugungen.
- Nehmen Sie Lehrinhalte als Möglichkeiten oder Wahrscheinlichkeiten an, aber setzen Sie sicherheitshalber hinter jede Annahme ein Fragezeichen und probieren Sie gegebenenfalls aus, ob es auch anders gehen könnte.
- Agieren Sie in einem Bereich, in dem Sie sich so gut auskennen, dass Sie die Ergebnisse fachlich beurteilen oder adäquat verfolgen können.
- Setzen Sie sich auch mit *meinen* Behauptungen, Empfehlungen und Schlussfolgerungen kritisch auseinander.

Es gehört ein langer Atem dazu, ein neues Denken so zu etablieren, dass es alltäglich und selbstverständlich wird. Entscheidender als offizielle institutionelle Anerkennung ist dafür meiner Meinung nach ein solides Fundament und das Bestreben, den Dingen wirklich auf den Grund zu gehen. Mit Zuversicht registriere ich, wie sich in unterschiedlichen Bereichen derzeit allmählich ein neues Bewusstsein zu kristallisieren scheint: etwa in der Quantenphysik, in der Gehirnforschung, in der Komplementärmedizin …

Ein Gedankengebäude wird stabiler, wenn es von unten her wachsen kann – ähnlich wie beim Kristallisationsprozess: Eine kristalline Lösung ist lange Zeit flüssig bis viskös, sie zeigt noch keine feste, greifbare Struktur. Mancher Tropfen, der dieser Lösung hinzugefügt wird, mag den Vorgang zunächst wieder mehr verwässern. Wenn wir dieser Lösung jedoch weiter „solide" Teilchen hinzufügen, wird sich die Kristallisation fortsetzen. Schließlich erreicht sie den Umschlagpunkt, an dem aus der formlosen Masse feste Kristalle werden – stark genug für ein tragfähiges Fundament. An welcher Stelle dieses „Bewusstseins-Kristallisationsprozesses" wir heute stehen und wann der Umschlagpunkt zu erwarten ist, können wir nicht wissen. Aber eines ist sicher: Er kommt nur dann, wenn wir „solide" Beiträge beisteuern. Mit dem Muskeltest haben wir dafür ein sehr potentes Instrument zur Hand.

## *Ausklang: Ein persönlicher Rückblick*

In den langen Jahren von Praxis und Seminaren war ich immer wieder überrascht, dass viele Patienten und Kursteilnehmer sich ermutigt fühlten, wenn sie etwas über meinen eigenen Weg erfuhren – über Erfolge, über Zweifel und Frustration, über meine aus alledem resultierende Entwicklung mit allen Fort- und Rückschritten. Für diejenigen, die sich durch solche Beispiele angeregt oder bestärkt fühlen, möchte ich dieses Buch beschließen mit ein paar persönlichen Betrachtungen.

Ich weiß nicht, wie oft ich in den letzten 25 Jahren gedacht habe, dass der Muskeltest meinem Leben eine entscheidende Wende gegeben hat – und zwar in vielerlei Hinsicht: Zunächst veränderte er meine Arbeit als Ärztin und mein Verständnis von Heilkunde. Darüber hinaus aber forderte die Auseinandersetzung mit dem Test und den ihn begleitenden Phänomenen die bewusste Pflege meines Denkens – anfangs nur rein pragmatisch, indem ich die jeweiligen Formulierungen für den verbalen Test sinnvoll und eindeutig fassen und eine logische Systematik des Vorgehens entwerfen musste. Später, im Zuge meiner Seminare, begann ich, den Muskeltest als solchen und die Einflüsse beim Testen immer wieder neu zu durchdenken. Eine der großartigen Erkenntnisse aus dieser Denkarbeit war, dass der Muskeltest sich in Funktion und Anwendungssystem tatsächlich ganz der Logik erschließt und damit auch an andere logisch zu vermitteln ist.

Ich blicke also zunächst besonders dankbar zurück auf eine gewisse Schulung des Denkens, die der Muskeltest angestoßen hat. Zwar ist das bewusste Denken allein nicht in der Lage, das Leben zu erfassen, und es reicht keinesfalls aus in der Beziehung zu unseren Mitmenschen, egal, ob privat oder in therapeutischen Begleitungen. Aber bewusstes Denken kann immer wieder Ausgangspunkt dafür sein, Situationen zu klären, Wahrnehmungen zu ergründen und Kommunikation zu lenken, und damit wird es zu einem Faden, den wir in jeder Auseinandersetzung aufgreifen können.

Wenn Denken, Wahrnehmung (wozu ich auch die „innere Stimme" und die Intuition zähle) und Kommunikation sich verbinden, wird nicht nur in der Arbeit mit dem Muskeltest, sondern auch in Therapeut-Patient-Begegnungen und vielerlei anderen Situationen des Lebens etwas Förderliches erwachsen. Vorausgesetzt, wir bringen Bereitschaft zur Selbstveränderung mit, wie ich sie im Kapitel über Offenheit und Überzeugungen angesprochen habe. (Mit dem Zusammenspiel der Elemente Denken, Wahrnehmung, Kommunikation und Bereitschaft zur Selbstveränderung innerhalb der Persönlichkeitsreifung beschäftige ich mich seit einiger Zeit sehr intensiv, auch ganz unabhängig vom Muskeltest.)

Damit war mein zweiter wesentlicher Gewinn aus der „Lehrzeit" mit dem Muskeltest, dass ich nicht an einer (durchaus kritischen) Selbstbesinnung vorbeikam. Ich merkte einerseits, dass ich mich schwertat, Fehler und Unzulänglichkeiten einzugestehen oder geläufige Sichtweisen zu hinterfragen. Andererseits wurde ich spürbar „belohnt" durch tieferes Verstehen, wenn ich meine bisherigen Überzeugungen infrage stellte. Wohlwollend-kritische Selbstreflexion erwies sich als ein entscheidender Beitrag in der Anwendung des Muskeltests, in der Begleitung von Patienten und in der Anleitung von Kursteilnehmern.

Da in Praxis und Seminaren andere Menschen ins Spiel kamen, hieß das, nicht nur aus mir selbst heraus über manche Sichtweisen nachzudenken, sondern mir auch „etwas sagen zu lassen": Ohne

Fragen, Zweifel, Rückmeldungen oder auch kritische Anmerkungen der anderen wäre mein Blickfeld eingeschränkt geblieben – beim Muskeltest und auch sonst im Leben.

Dieser Prozess ist natürlich keineswegs zu Ende. Aber ich bin dankbar für die Erfahrung, dass der kleine Schmerz einer kritischen Betrachtung durch den Gewinn wertvoller Erkenntnisse allemal aufgewogen wird. Es wurde mit der Zeit immer leichter, Irrtümer zuzugeben oder anderen die besseren Ideen zuzugestehen, ohne mich selbst zu verleugnen.

Diese Art der Selbstbesinnung hat mich nicht unsicherer gemacht, sondern im Gegenteil: Entweder fand ich nach entsprechender Prüfung meine Sicht bestärkt oder ich sah, wo ich selbst einen unklaren oder voreingenommenen Standpunkt hatte. Das galt für so manche unreflektierte Behauptungen zum Muskeltest ebenso wie für das Verständnis von Heilung und meine Aufgabe als Therapeutin und es reichte bis hin zu meinem Verständnis von Lebenssinn, Welt- und Menschenbild. In diesem immerwährenden Zusammenspiel von Empfinden („Irgendwie stimmt hier etwas nicht", „Da muss doch noch etwas sein" oder „Jetzt passt es!"), bewusstem Nachdenken und Austausch mit anderen ergab sich bei vielen Lebensthemen eine neue Kontur. Was vor Jahren mit dem faszinierten Erstaunen über den Muskeltest begann, wurde zu einem Bedürfnis, mich selbst, meine Mitmenschen und unser Menschsein tiefer zu ergründen. Mir fiel auf, wie viele Antworten auf wesentliche Fragen meines Lebens – von der Heilkunde über die Liebe bis zur Weltanschauung – ich nicht wirklich durchdacht, sondern aus Lehren und Zeitgeist übernommen hatte, ohne sie wirklich auf Stimmigkeit für mich zu prüfen.

Nachdem ich durch den Muskeltest „gezwungen" war, in vielerlei Hinsicht genauer hinzuschauen, fühle ich mich heute in allen Lebensbereichen immer mehr „angekommen". Nicht fertig, bestimmt nicht perfekt, aber in richtiger Weise am richtigen Platz.

Wenn ich von dem, was ich auf der langen Reise mit dem Muskeltest lernen durfte, etwas an andere weitergeben konnte, wenn ich in diesem Buch zum Nachdenken anregen und vielleicht ein tieferes Verständnis eröffnen konnte, dann bin ich dankbar für solch einen reichen und erfüllten Weg. Möge der Pfad, den ich mithilfe so vieler Begleiter durch manches Dickicht von Irritationen und Verständnisproblemen gesucht habe, vielen Anwendern des Muskeltests nützlich sein.

## Danke!

Ohne die Inspiration und Unterstützung anderer Menschen – sei es durch Hunderte von Gesprächen im Ringen um Verständnis, sei es dank der Geduld von Freunden, die mich in mancher kritischen Schreibphase ermutigt und getragen haben – wäre dieses Buch nicht zustande gekommen. Ihnen allen, meiner Familie, meinen Freunden, Patienten, Kursteilnehmern, danke ich von Herzen.

Ein ganz wesentlicher Dank gehört dem Verlag VAK, der der Übernahme meiner „alten“ Bücher spontan zugestimmt hat, auch ohne dass ihm die fertigen Manuskripte vorlagen. Und hier möchte ich ganz besonders meinem Lektor, Norbert Gehlen, danken: Er hat mich immer wieder an mein Grundanliegen erinnert und hat geduldig und beharrlich dafür gesorgt, dass es eine angemessene Darstellung gefunden hat.

*Dr. Christa Keding*

# *Literaturverzeichnis*

Diamond, John: *Leben als Cantillation*, Kirchzarten bei Freiburg: VAK, 1991

Dürr, Hans-Peter: *Auch die Wissenschaft spricht nur in Gleichnissen*, Freiburg: Herder, 2004

Hirschi, Gertrud: *Mudras – FingerYoga für Gesundheit, Vitalität und innere Ruhe*, München: Goldmann, 2003

Keding, Christa: *Praxisbuch analytische Kinesiologie*, Kirchzarten bei Freiburg: VAK, 2013

Keding, Christa: *Praxisbuch psychologische Kinesiologie*, Kirchzarten bei Freiburg: VAK, 2013

Krebs, Charles: *Wie der Muskeltest funktioniert*, Kirchzarten bei Freiburg: VAK, 1993

Linden, Michael / Strauß, Bernhard: *Risiken und Nebenwirkungen von Psychotherapie*, Berlin: de Gruyter, 2012

Mahr, Albrecht: *Konfliktfelder – Wissende Felder. Systemaufstellungen zur Friedens- und Versöhnungsarbeit*, Heidelberg: Carl Auer, 2003

Mardorf, Elisabeth: *Das kann doch kein Zufall sein!*, München: Kösel 1997

Popp, Fritz-Albert: *Biologie des Lichts*, Berlin: Blackwell Wissenschafts-Verlag, 1996

Popp, Fritz-Albert: *Biophotonen – Neue Horizonte in der Medizin*, Stuttgart: Haug, 3. Aufl. 2006

Schulz von Thun, Friedemann: *Miteinander reden*, Band 1–3, Hamburg: rororo, 2010

Sheldrake, Rupert: *Der siebte Sinn des Menschen*, Frankfurt: Fischer Tb., 2012

Spitzer, Manfred: *Nervensachen. Geschichten vom Gehirn*, Frankfurt: Suhrkamp, 2005

Spitzer, Manfred: *Nervenkitzel. Neue Geschichten vom Gehirn*, Frankfurt: Suhrkamp, 2006

Watzlawick, Paul: *Wie wirklich ist die Wirklichkeit?*, München: Piper, 1976

# *Über die Autorin*

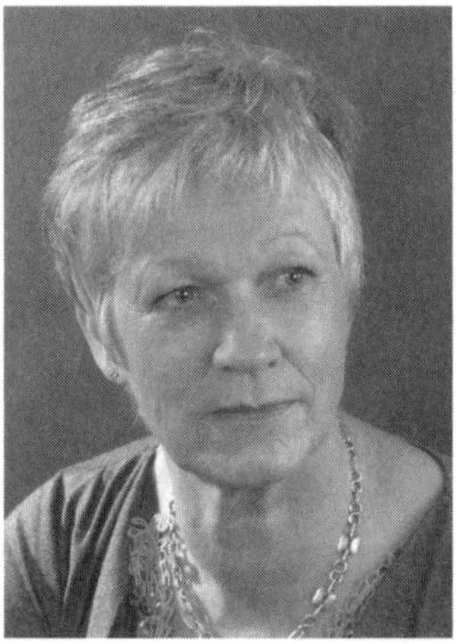

Dr. Christa Keding, Jahrgang 1948, studierte in Göttingen Medizin. Nach Klinikzeit (Innere Medizin, Schwerpunkt Nephrologie und Onkologie) und Praxisassistenz ließ sie sich als allgemeinmedizinische Landärztin im Rheinland nieder. 1994 erwarb sie die Zusatzbezeichnung „Psychotherapie". Ab 1988 absolvierte sie eine umfassende Ausbildung in Kinesiologie. Seitdem setzte sie sich intensiv mit dem Muskeltest auseinander, suchte nach einer vereinfachten Anwendungssystematik für die Praxis und entwickelte die analytische Kinesiologie. In den Jahren 1992 bis 2011 gab sie ihre Erfahrungen in Seminaren weiter; inzwischen bietet sie Individualausbildung für Kursleiter und Therapeuten an. Frau Dr. Keding arbeitet seit 2003 in privater Praxis in Hamburg; sie hat zwei erwachsene Töchter.

Buchveröffentlichungen:

*Gesund durch analytische Kinesiologie* (1998), *Gesund durch psychologische Kinesiologie* (1999), *Die wundersame Welt des Muskeltests* (2008) – alle vergriffen; *Praxisbuch analytische Kinesiologie* (VAK, 2013), *Praxisbuch psychologische Kinesiologie* (VAK, 2013).

Nähere Informationen und Kontakt: www.praxis-keding.de

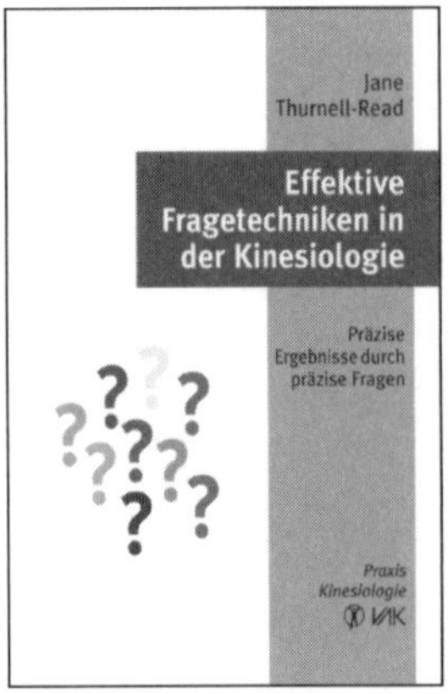


Jane Thurnell-Read:

## Effektive Fragetechniken in der Kinesiologie

*Präzise Ergebnisse durch präzise Fragen*

**Leseprobe: www.vakverlag.de**

Verbale Fragen präzise zu stellen spielt besonders in der Kinesiologie ein wichtige Rolle, denn unsachgemäß formuliert können sie zu falschen Schlussfolgerungen führen. Das Buch soll Anwendern von Fragetechniken helfen, ihre Fähigkeit, verbale Fragen zu stellen, zu verbessern und so mehr Vertrauen in die eigene Arbeit zu entwickeln. Es vermittelt kein neues Verfahren, sondern hilft, das bereits vorhandene praktische Wissen zu erweitern und effizient einzusetzen. Mit Formulierungshilfen für die praktische Umsetzung.

126 Seiten, Paperback (15 x 21,5 cm)
ISBN 978-3-935767-54-5

Jane Thurnell-Read:

## Nahrungsmittel und Nährstoffe effizient austesten

*Individuelle Ernährungsberatung in der Kinesiologie*

**Leseprobe: www.vakverlag.de**

Das kompakte Handbuch zur Ernährungsberatung – übersichtlich und maßgeschneidert für die kinesiologische Praxis.
Die Autorin verknüpft Basisinformationen und Hintergrundwissen mit dem Handwerkszeug für gezieltes Austesten. Das Ergebnis sind individuell zugeschnittene Ernährungsempfehlungen, die für den Ratsuchenden wirklich funktionieren – und besser wirken als eine Diät oder allgemeine Ernährungsvorschriften.

320 Seiten, Paperback (15 x 21,5 cm)
ISBN 978-3-86731-054-3

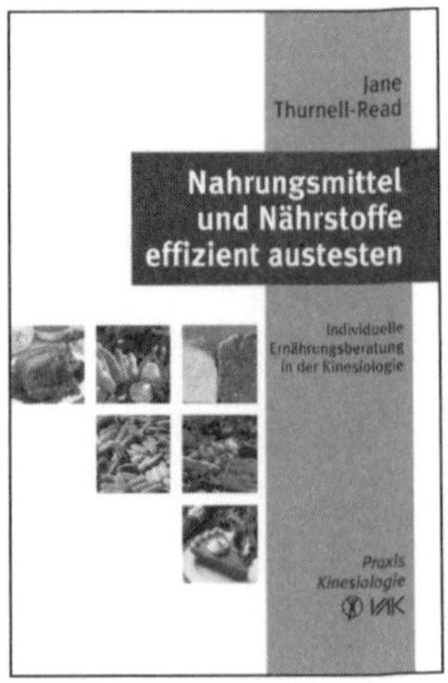




Das **IAK – Forum International** veranstaltet laufend Kurse in Kinesiologie, Kraniosakral-Therapie, manueller Körperarbeit, energetischer Psychologie, Kurse zu Ernährung, Schüßlersalzen, Blütentherapie u.v.a.m. Seit 1982 haben wir uns als internationale Begegnungsstätte für praktische und innovative Methoden etabliert.

Das *Neue Denken* hat in letzter Zeit das Bewusstsein vieler Menschen für eine neue Weltsicht und Lebensführung geöffnet. Auf dieser Grundlage wurden faszinierende Methoden entwickelt: Frank Kinslows *Quantum Entrainment®*, Richard Bartletts *Matrix Energetics*, die *HerzIntelligenz®-Methode* und weitere Entwicklungen, die wir Ihnen in unserem Seminarzentrum vorstellen.

Mehr Informationen auch über Seminare von Richard Moss in Kirchzarten finden Sie unter: **www.iak-freiburg.de**. Gerne schicken wir Ihnen unser Kursprogramm zu.

**Bestellen Sie unsere kostenlosen Kataloge unter: www.vakverlag.de**